―仕事をがんばるカラダに―

ゆる～む
ストレッチ

Panacea Stretch 代表　舞田夏鈴
柔道整復師　菅野菜々美

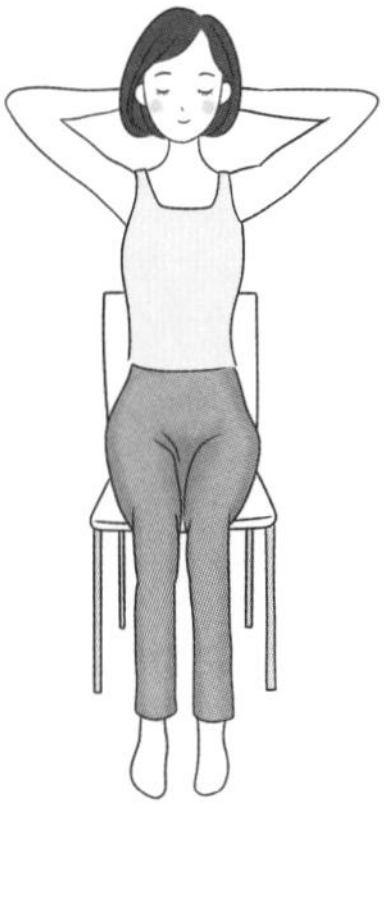

さきの出版

もっと体調を気にせず
やりたいことをしたいあなたへ

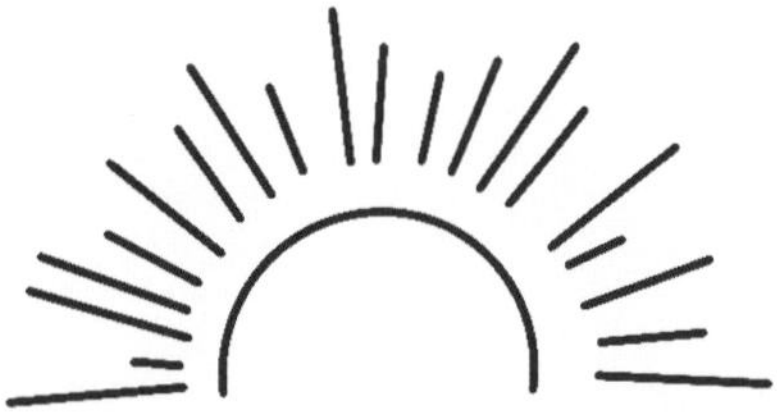

いまカラダも頭も
カチカチになっていませんか？

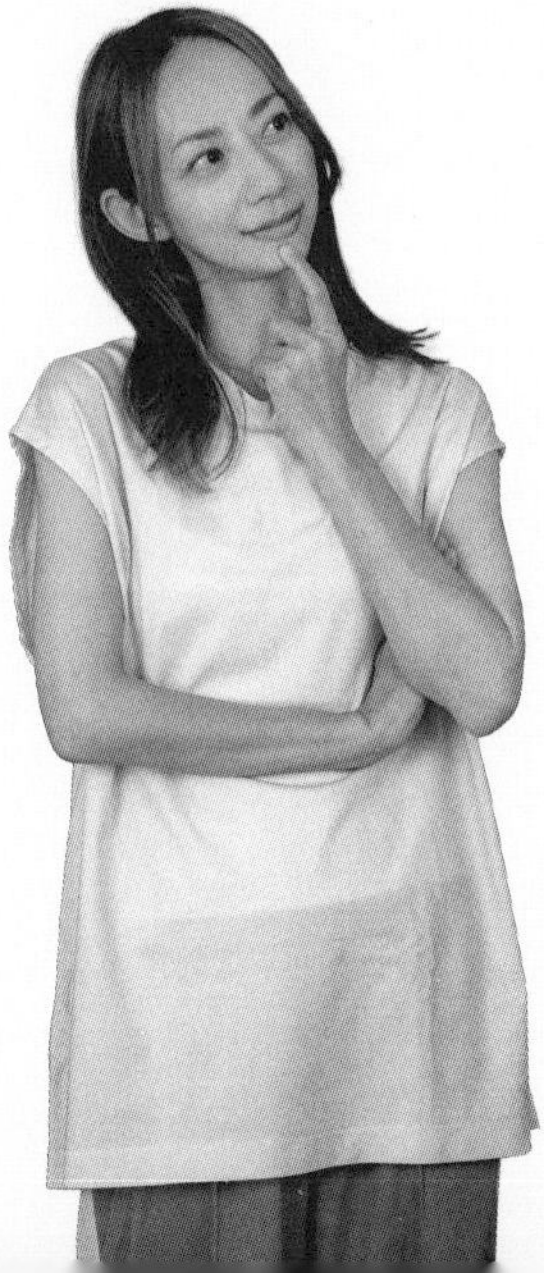

頭痛が多い人は
くいしばりをゆるめると
痛みがやわらぎます

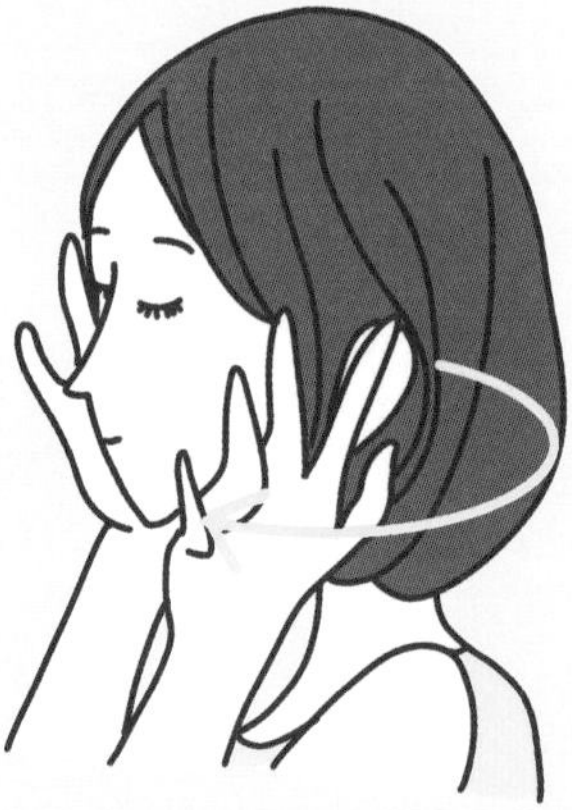

腰痛持ちの人は
足首をゆるめると
腰がラクになります

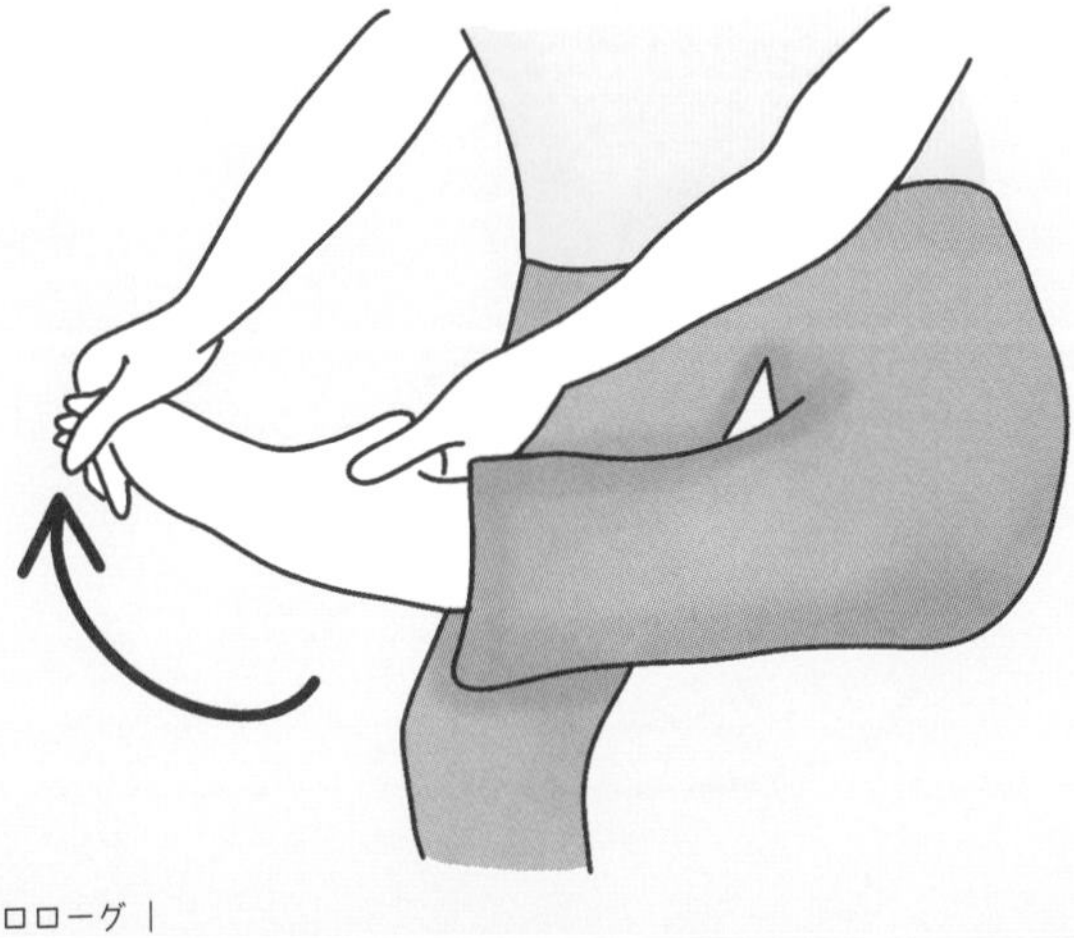

あなたが気になる
不調はなんですか？

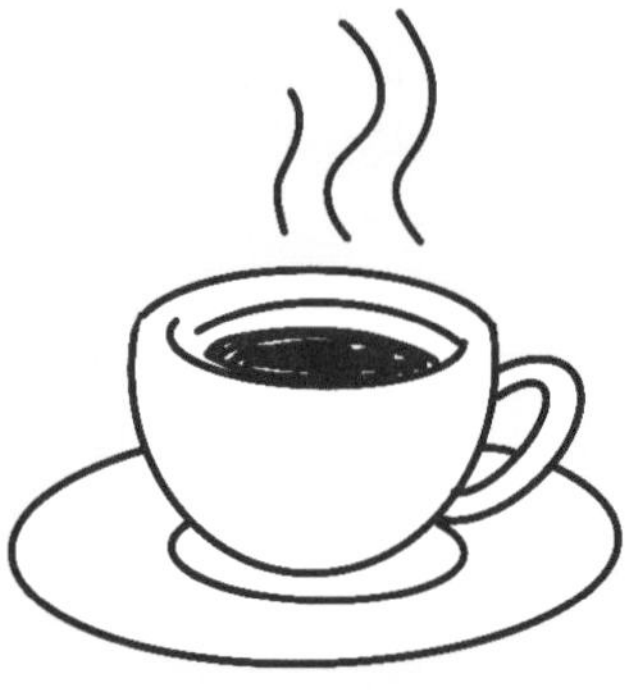

ゆるめたい場所はどこですか？

ストレッチは準備運動ではなく、
カラダを奥からゆるめ
疲れをリセットしてくれる
最高のメンテナンス方法です

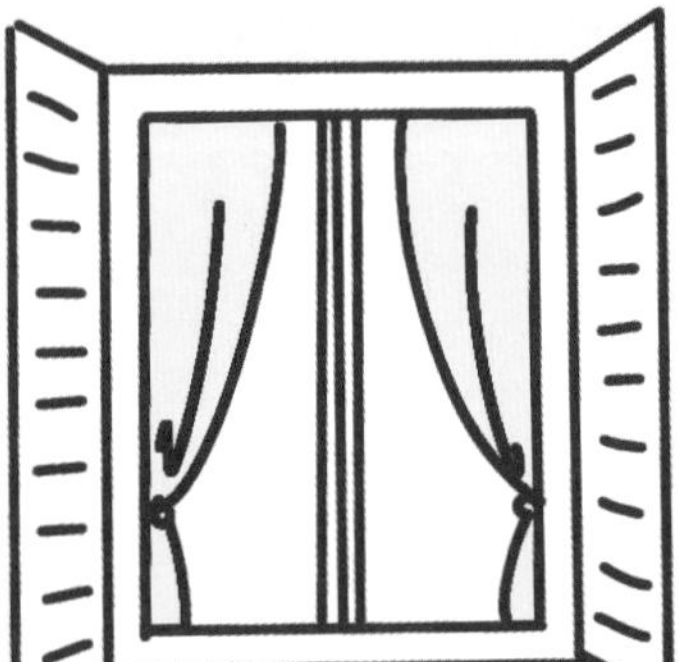

本書では、
毎日家のなかで簡単にできる
ゆる～むストレッチをご紹介します

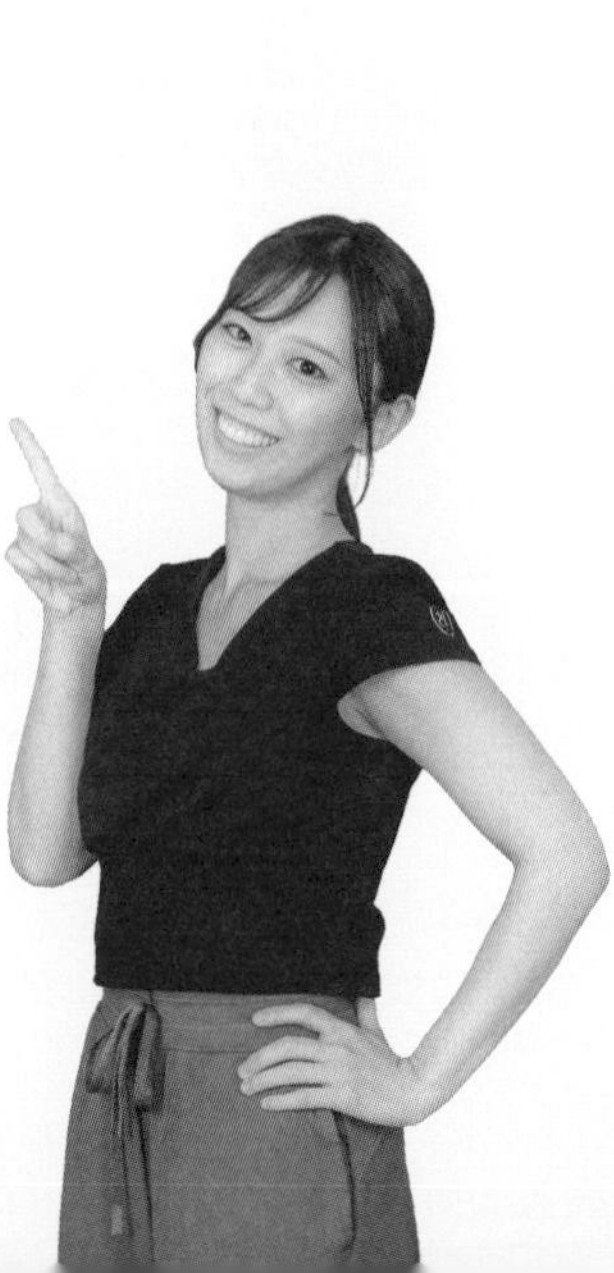

痛くする必要は
まったくありません
毎日のケアの積み重ねが
痩せやすいカラダ
元気な心をつくってくれます

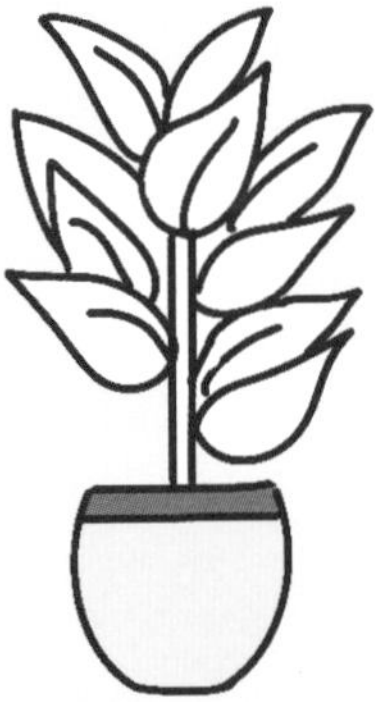

日常にストレッチを取り入れて
カラダも心も
豊かにしていきましょう

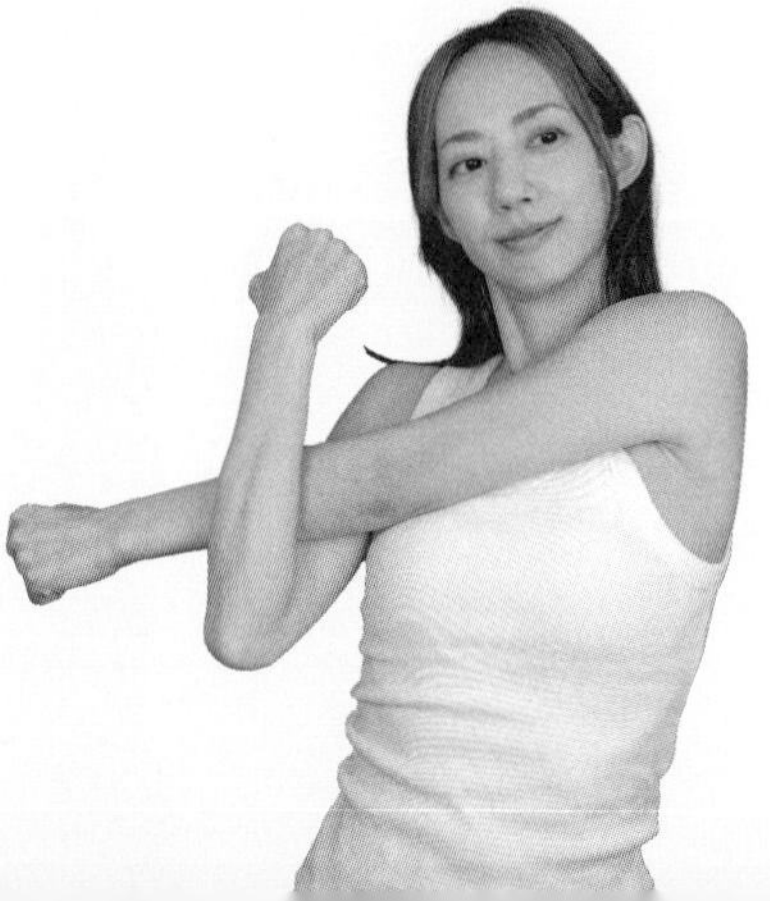

はじめに

「忙しくてトレーニングが続けられない」

「人に触られるのは、痛くて抵抗がある…」

こんな人にこそ、ストレッチはおすすめです。


デスクワークでも立ち仕事でも、長時間同じ姿勢でいることで筋肉が硬くなり、カラダに痛みを感じている人は大勢います。

わたしたちのストレッチ専門店にも、肩こり・腰痛・首の痛み、さらにはカラダの不調からくる不眠のご相談も少なくありません。

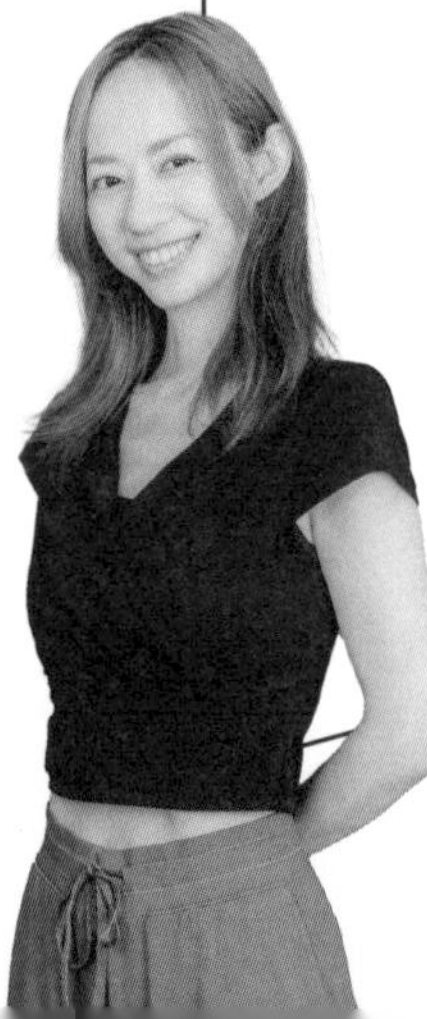

これまでストレッチは、身近な準備運動として認知されてきたため、きちんと行った際の効果を知られていないのが現状です。

でも、プロの手を借りてストレッチを行うと、デスクワークで負担が大きい腰の深層部にある筋肉や、硬直した肩甲骨まわりの筋肉を脱力させ、最適な順序・圧力で伸ばすことができます。

カラダのこりは服のシワと似ており、カラダを伸ばすことで筋膜のねじれをとることが可能です。

また、血行がよくなるので、体感としてカラダが軽くなりスッキリするでしょう。

近年は、整形外科の医師やアスリートや経営者などからの評価も高く、「賢いビジネスリーダーほど、ストレッチのよさに気づいている」と言われているほど、効果が認められてきています。

とくに経営者は、カラダの不調を抱えながら第一線を走り続けている人も多く、整体・マッサージ・鍼などあらゆる方法を試した結果、最終的にストレッチに辿り着いたという人もいるほどです。

痛くないストレッチは心もカラダもリラックスさせる

わたしたちが運営するパナケアストレッチサロンには、オープン当初から、経営者やクリエイター、シェフなどの多忙なビジネスパーソンが訪れ、のべ1万人に施術を行ってきました。

わたしたちは、

「心もカラダもリラックスしてほしい」

という想いから、痛くないストレッチをご提供しています。

痛くないストレッチは、心もカラダもほぐれ、深い癒しが起こるのです。

心もカラダも一緒にリラックスすることで、より心身のバランスを整えることができますよ。

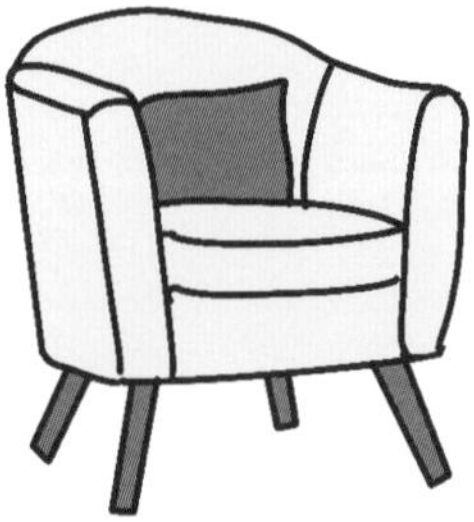

ストレッチだけでなく、トレーニングやマッサージなどでも「痛いほうが、効果がある気がする」と感じている人は少なくありません。

でも、じつは痛みを感じると、人は無意識に力んでしまうため、カラダを伸ばしにくくなってしまいます。

筋肉が硬くなっているところをいきなり伸ばすのは、「荒療治」といってもいいでしょう。

本書でご紹介するストレッチを行うときは、ぜひ、「強く伸ばさずじっくり」を意識してくださいね。

そのために、今回は、予約の絶えないストレッチ専門店のメソッドを、日常でできる簡単な動きに落とし込んでご紹介しています。

誰でもできる手軽なストレッチから始めて、「自分のカラダを自分でケアすること」を日常の一部にしていきましょう。

☀ストレッチでカラダをいい状態にキープしよう

わたしたちは、マイナスからゼロに戻すだけではなく、マイナスにいかないように持続していくためのメンテナンス、「リーディングメンテナンス」という考え方も大切にしています。

日々のストレッチでケアとメンテナンスができていれば、個人差はありますがお店での施術は月に1~2回で、十分いい状態を保つことができますよ。

実際、ストレッチの習慣を身につけた人たちは、疲れ知らずになり、カラダの不調がなくなっています。

自宅で行う際は、ぜひ、最初はカラダを揉みほぐし、筋膜をリリースしていくところから始めましょう。

カラダを揺らしたり、揉んだりしながら慣らしていき、そこからゆっくり伸ばすと、痛みを感じることなく、カラダの奥の筋肉まで大きく動かすことができますよ。

わたしは、自分自身が痛いものが苦手なため、リラックスしながらカラダを整えられるストレッチを継続しています。

おかげで、もう何年も不調を感じることがなくなりました。

あなたも、ストレッチで心身ともにリラックスする習慣を取り入れていきませんか？

心身の健康を取り戻すことはもちろんのこと、よい状態をキープするために、本書が少しでもお役に立てましたら幸いです。

2024年12月　舞田夏鈴

菅野菜々美

仕事をがんばるカラダに ゆる〜むストレッチ 【目次】

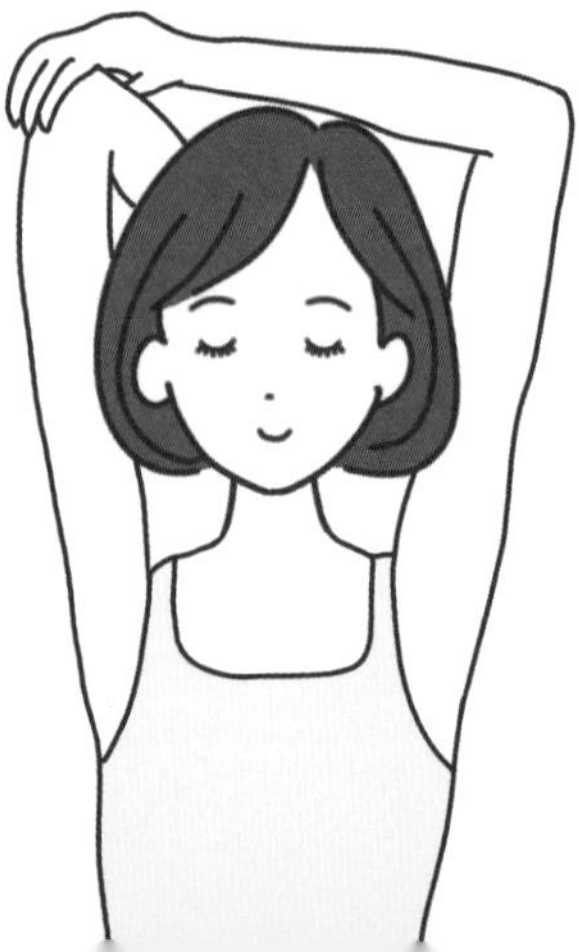

2章　生活習慣でカラダを整えよう

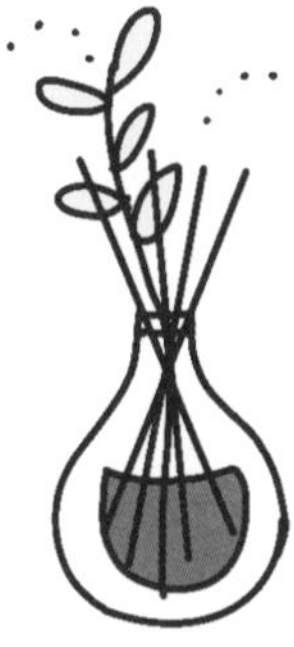

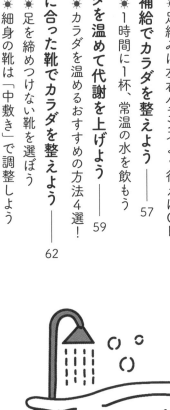

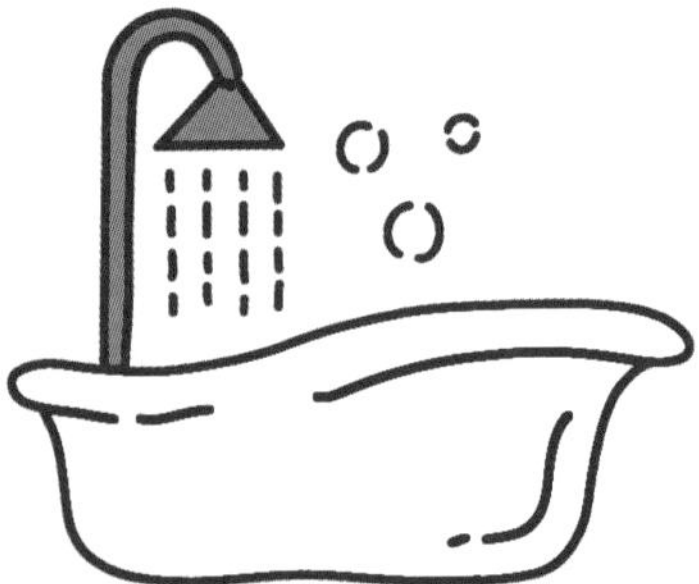

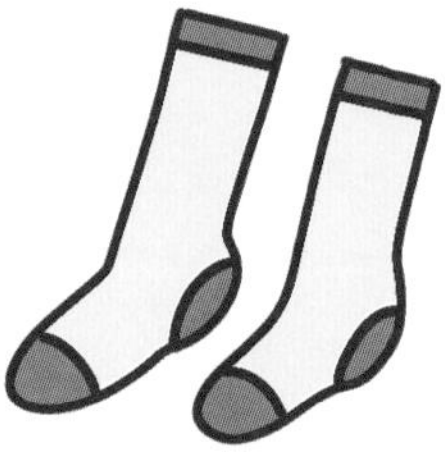

3章 仕事の合間にできる簡単ストレッチ！

4章　家でもゆったりストレッチをしよう！

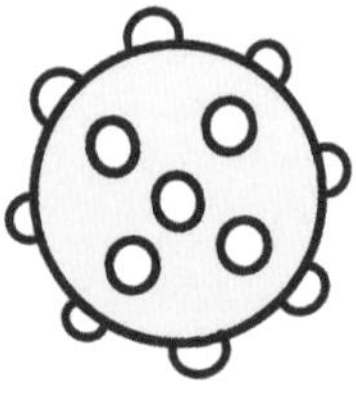

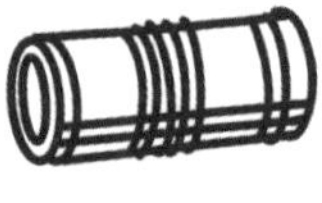

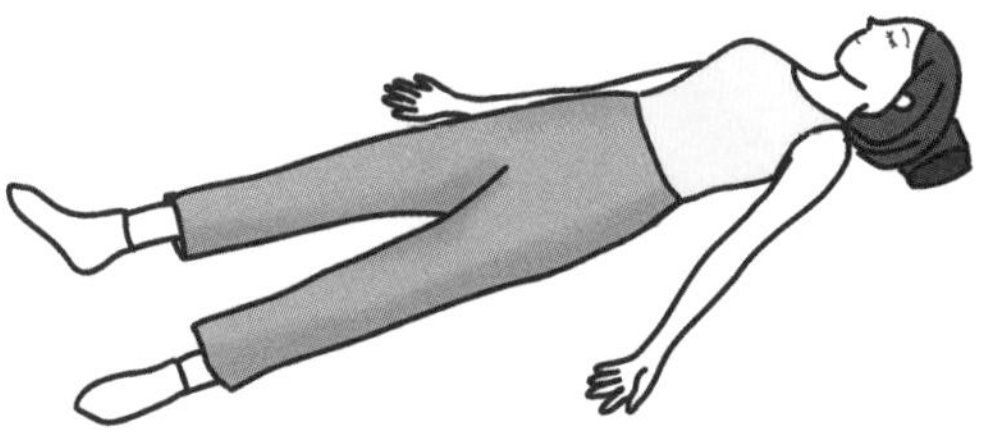

5章 食事と睡眠でカラダの自然治癒力を高めよう

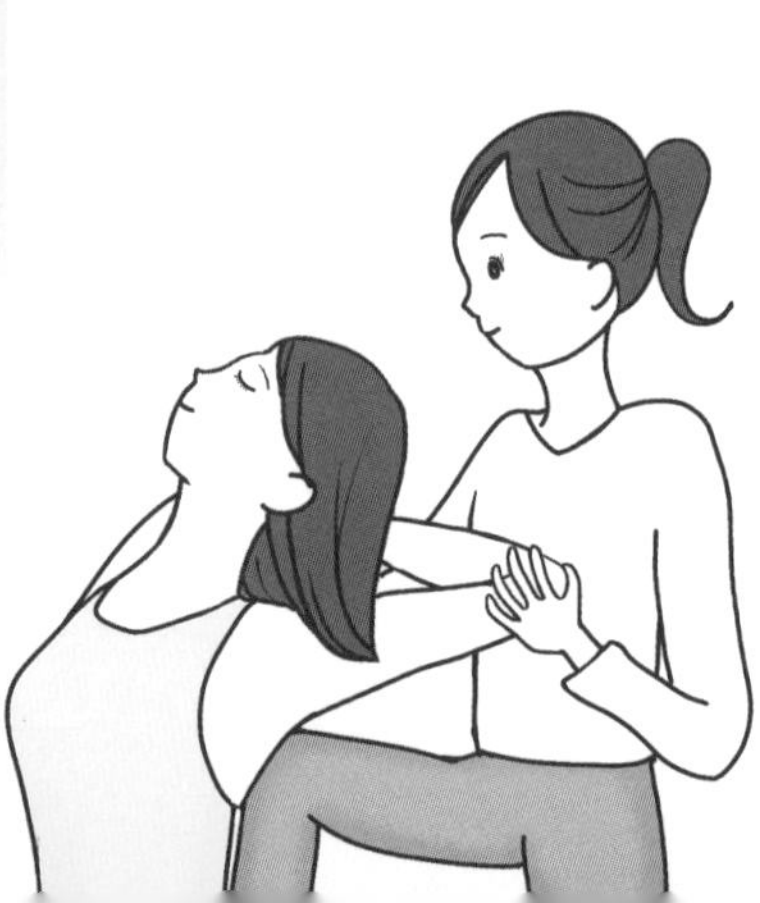

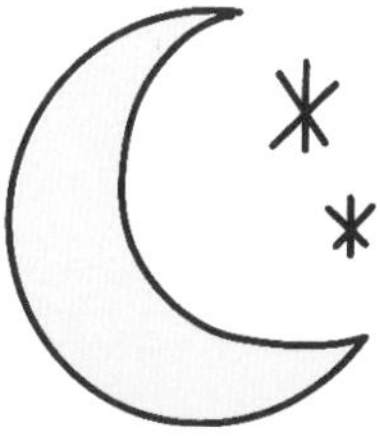

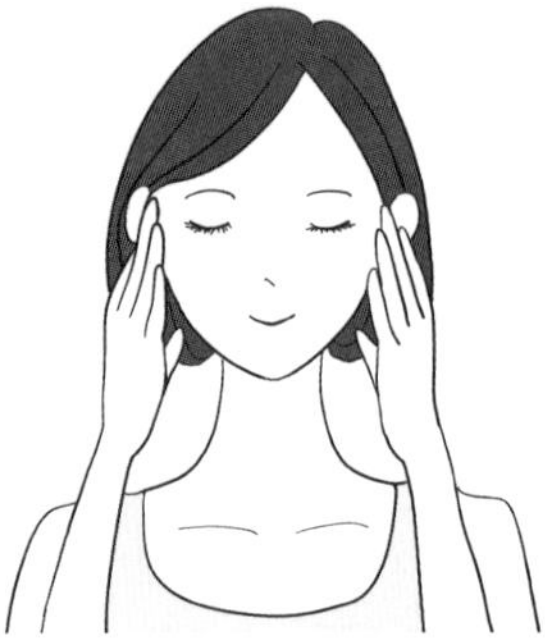

装丁　谷元将泰（谷元デザイン事務所）
本文デザイン・DTP　宮島和幸（KM-Factory）
本文イラスト　遠藤庸子（星野書房）
企画・構成・編集　星野友絵・大越寛子（星野書房）

1章
現代人のカラダの不調を知ろう

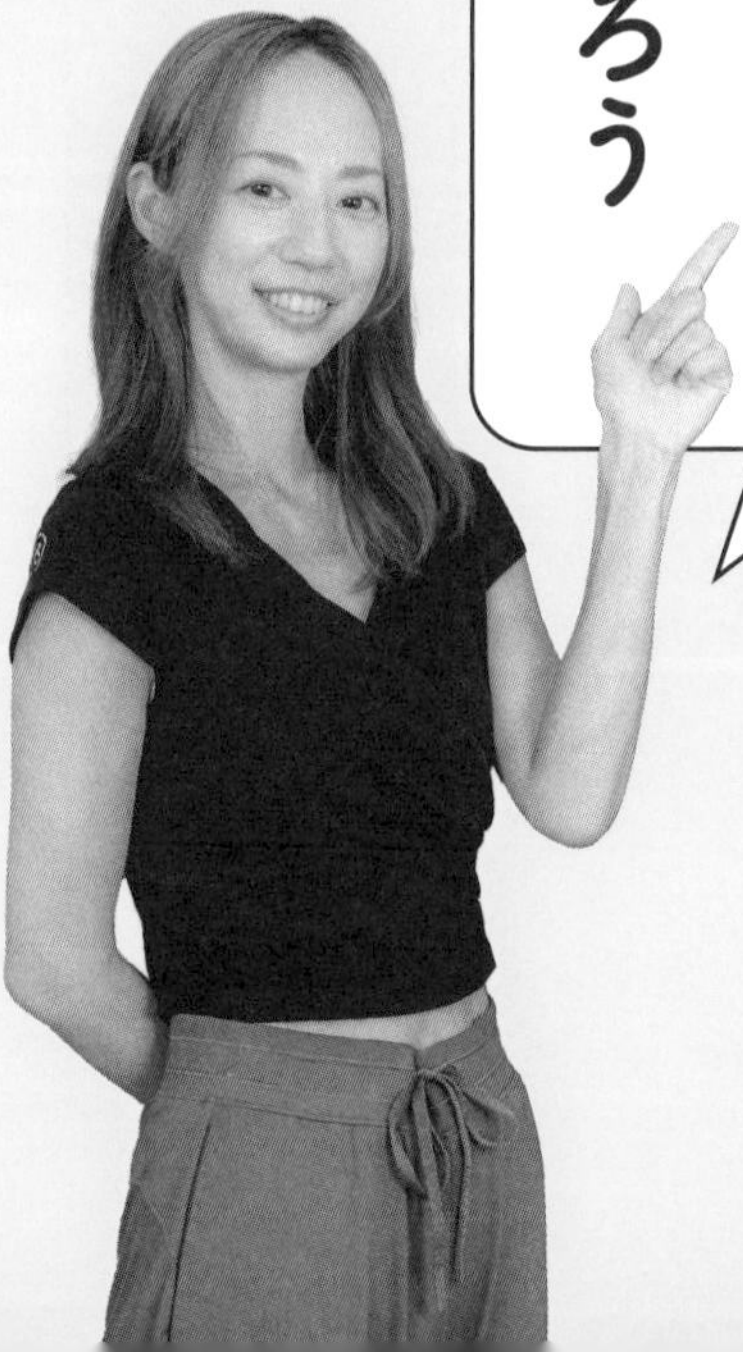

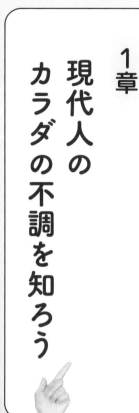

ストレッチで「ケア」と「メンテナンス」のいいとこ取りをしよう

ストレッチで痩せやすいカラダをつくれる

ストレッチは、「ケア」と「メンテナンス」の両方のいいとこ取りができます。

日常のちょっとしたカラダの痛みは、整体院や接骨院で治療するほどのことではないかもしれませんが、だからといってマッサージを受けても、根本の問題が解消されるわけではありません。

それに対して、ストレッチは、血行がよくなり、リンパを流して毒素を排出し、全身の緊張をほぐせるほか、結果的に痩せやすいカラダもつくることができるのです。

- 整体や接骨院…カラダの治療
- ストレッチ……カラダのケア・メンテナンス
- マッサージ……リラクゼーション

また、人はどこか1ヵ所を痛めると、無意識にカラダが緊張し、痛めた部分をかばって動きます。

たとえば、右足のちょっとした痛みを放置していると、無意識に左足でかばって歩くため、次第に左足に痛みが出たり、腰痛や肩こりの原因になってしまったりするのです。

日常にストレッチを取り入れることで、痩せやすいカラダづくりだけでなく、カラダの不調も、症状が軽い段階で解消していきましょう。

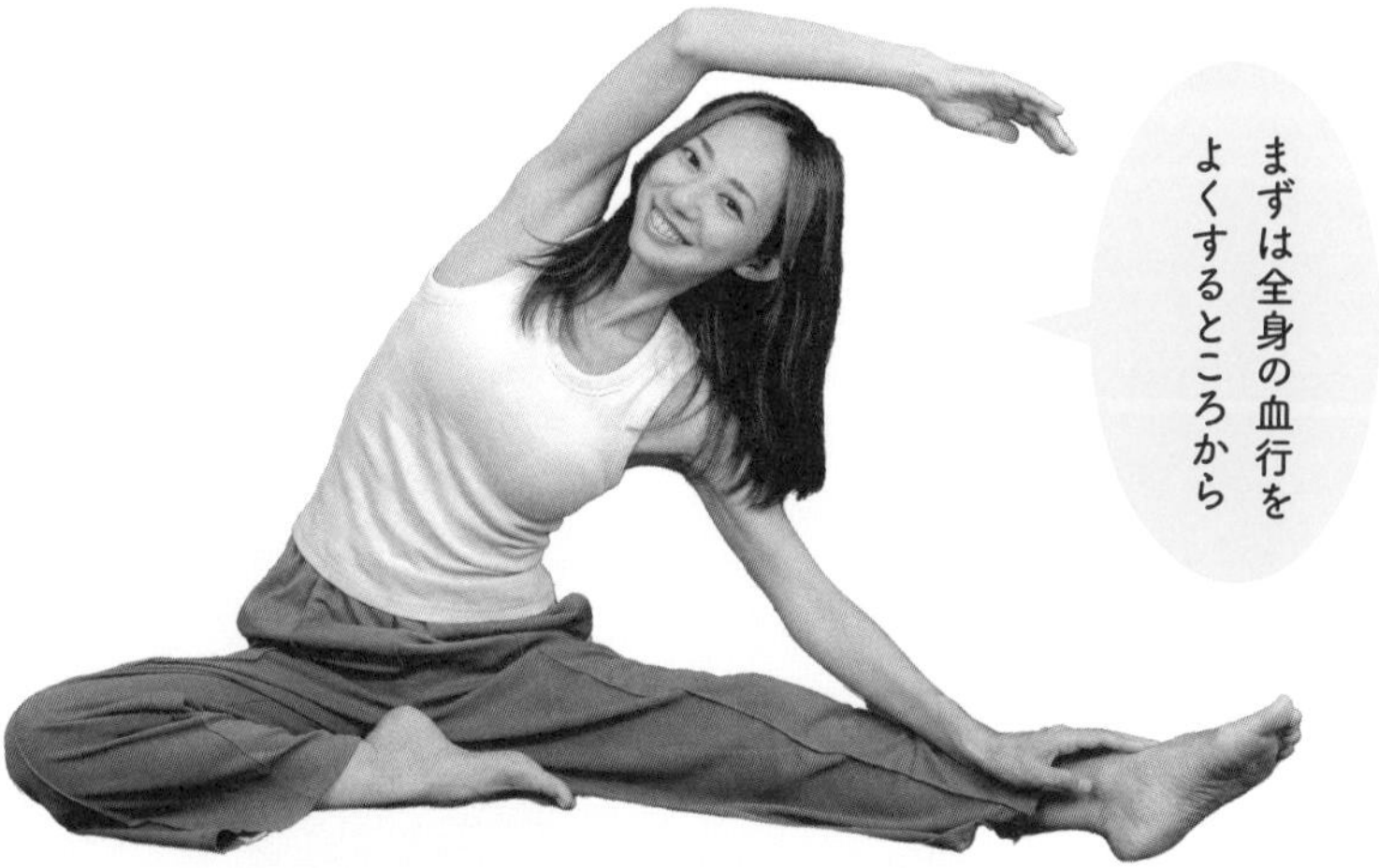

カラダの不調を改善するにはストレッチがおすすめ！

☀ストレッチは、アイロンでシャツのシワを伸ばすようなもの

全身は筋膜に覆われているので、わたしたちは常にボディースーツを着ているようなものです。

筋膜が動いてねじれると、その下の筋肉にもねじれが起こるため、痛みやこりの原因につながっていきます。

マッサージは、ねじれた筋膜の表面をなでているような状態です。

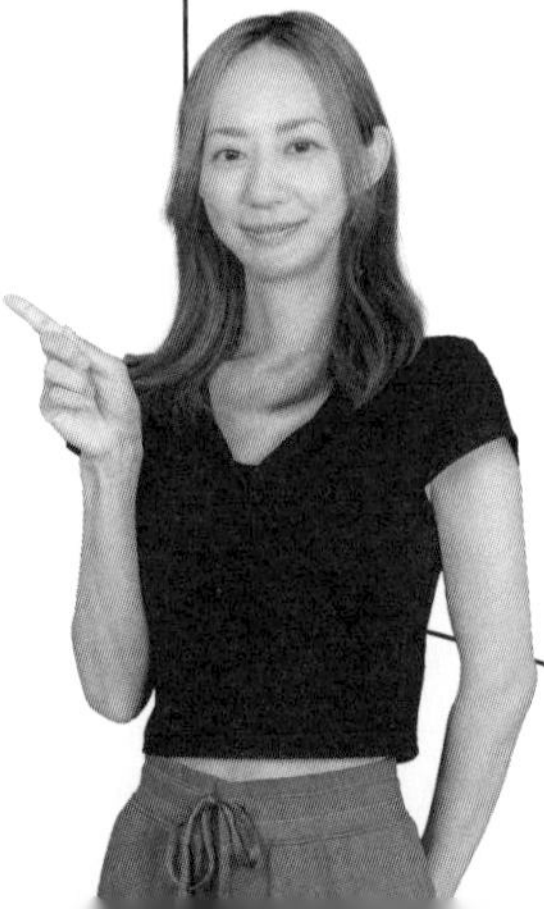

先ほど、マッサージではカラダの不調の根本の問題が解消されないという話をしました。マッサージでは、カラダのこりが起こっている筋膜の下の深層筋にまでアプローチができないので、2~3時間でまた前と同じ状況に戻ってしまいます。

これは、シワシワになっているシャツを手でなでても、シワがとれないのと同じことです。

近年は「筋膜リリース」と呼ばれるマッサージ法もありますが、こりを解消するには、まず筋膜より筋肉の奥にアプローチできるストレッチがおすすめです。

ストレッチでグーッと筋膜と筋肉を伸ばすことで、筋膜のねじれが戻り、筋肉もほぐれていきますよ。

シャツのシワはアイロンがけでとることができますが、カラダのねじれの場合は、ストレッチでグーッと筋膜と筋肉を伸ばすことで解消できるのです。

筋肉には形状記憶能力があるため、7~10日ほどストレッチを続けると、正しい位置を覚えてくれます。

医師もすすめるストレッチの効果！

最近では、医師もストレッチをすすめるようになってきました。
たとえばスポーツでは、怪我をしないようにまずストレッチをしてから運動します。
カラダを伸ばすと筋肉が柔らかくなり、怪我をしにくくなるのです。

また、疲れたときに自然と伸びをすることもありますが、これは
「筋肉を伸ばしたい」
というカラダからのサインです。

現代の人は、長時間同じ姿勢を続け、カラダがカチカチに凝り固まってしまっています。
ぜひ、ストレッチを取り入れて、カラダを伸ばしてあげましょう。

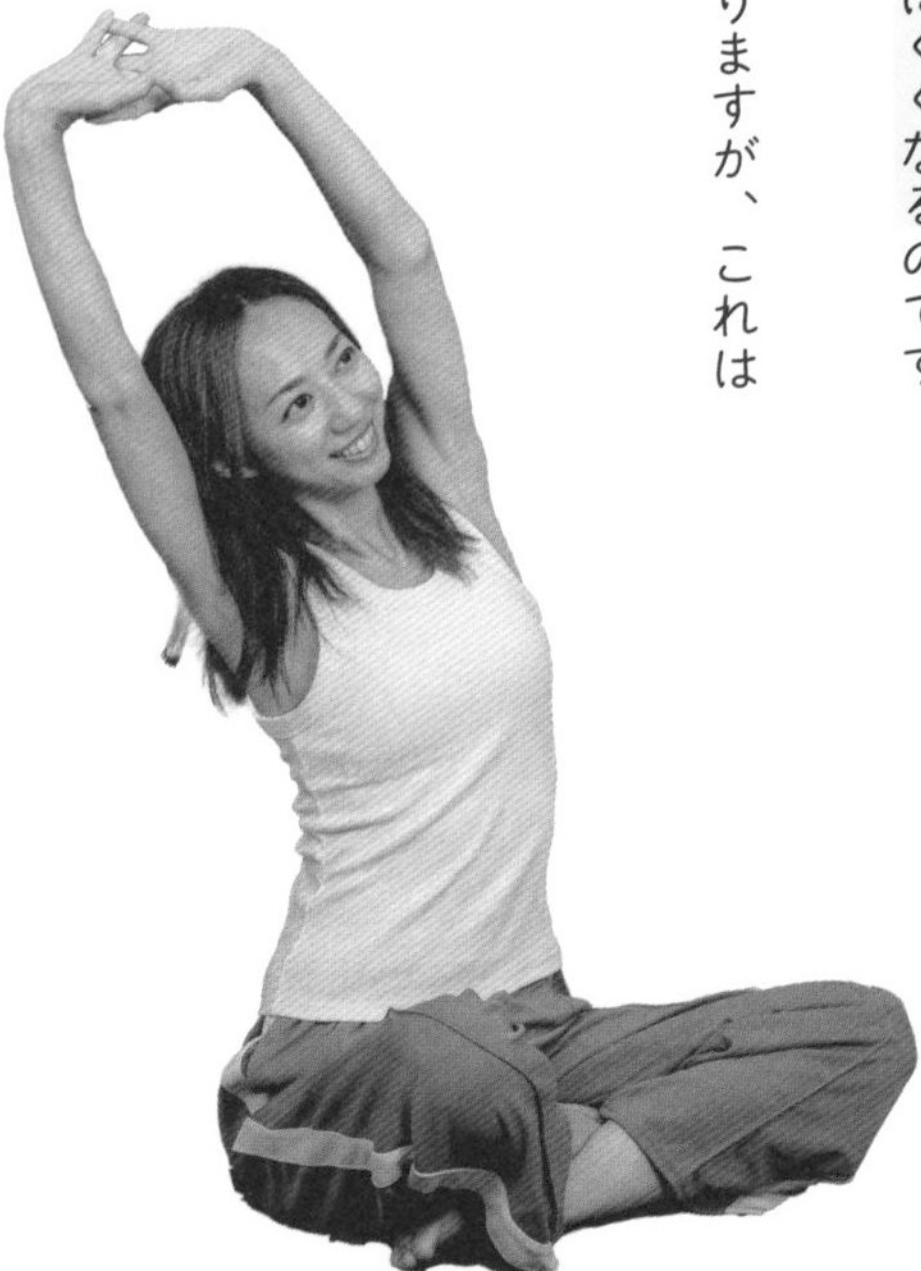

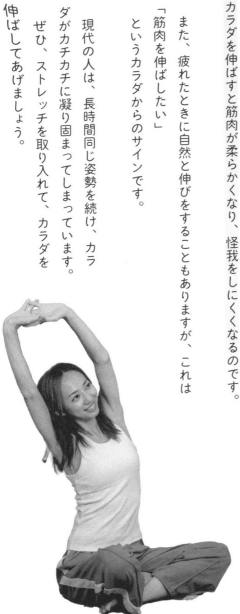

ストレートネックは現代病！

生活習慣で首の形は変わってしまう

近年、パソコンやスマートフォンなどの使用によって、首が前に出ている姿勢を長時間続けることで、首の骨のカーブがなくなってしまい、さまざまな不調を抱えている人が増えています。

あなたも、「スマホ首」や「ストレートネック」という言葉を、耳にしたことがあるのではないでしょうか？

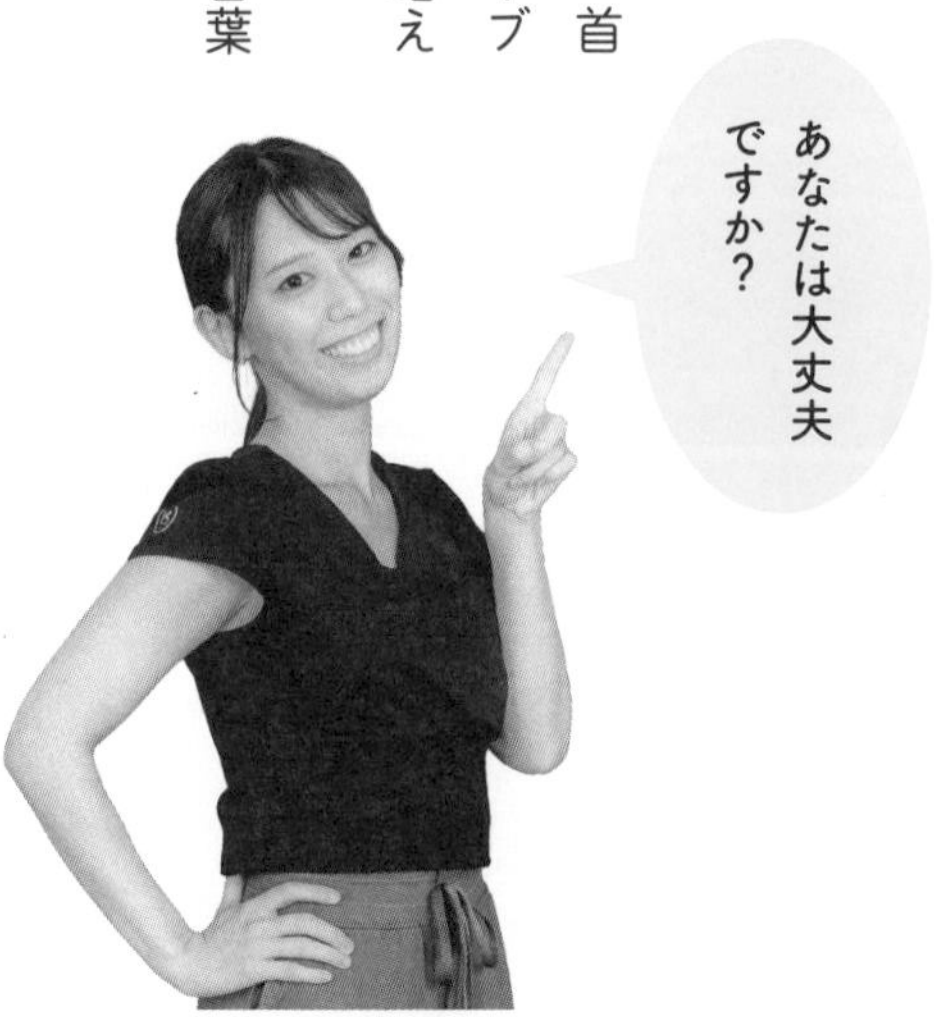

ストレートネックの人に多いお悩み
・首の筋肉が硬くなって、首を動かせなくなってしまう
・首には腕と胸まわりの神経や血管が通っているので、肩こり・頭痛・腕のしびれなどが出ることも

首の骨が歪むのは、主に生活習慣が原因です。

でも、仕事も生活習慣も、なかなか簡単に変えられるものではありません。

「このままではいけない…」

と思いながら放置してしまった結果、カラダが歪み、痛くなり、大きな不調が出てしまってから治そうとする人がとても多いのです。


でも、日々のメンテナンスをしていれば、歪みをリセットし、予防することができますよ。

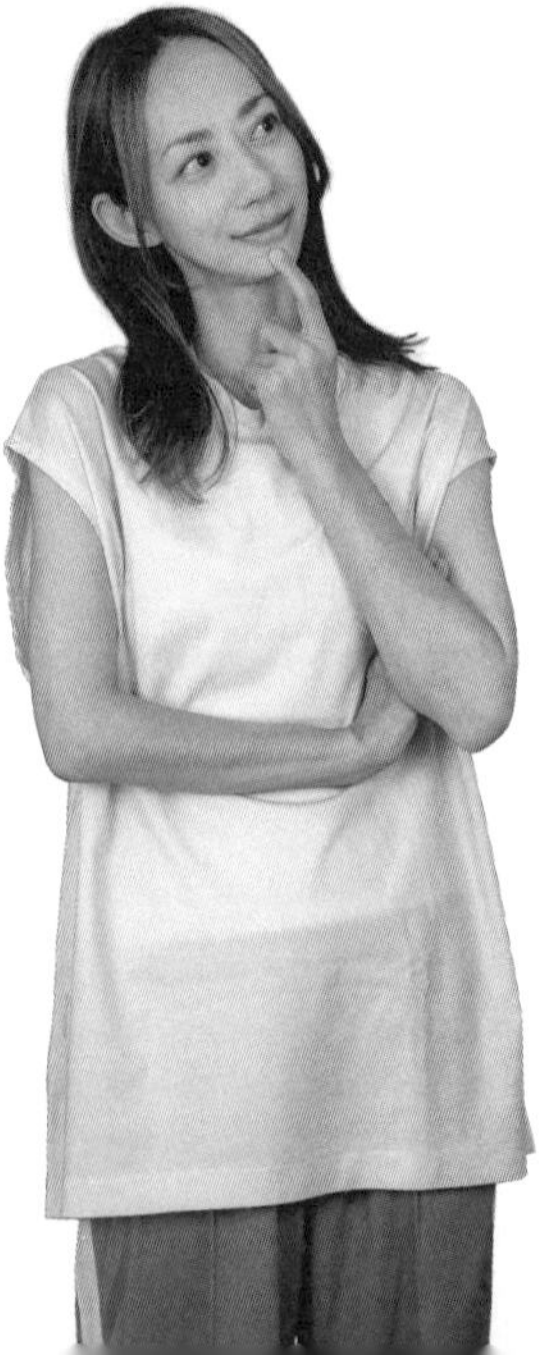

くいしばりで悩んでいる人が急増している

長時間パソコンやスマートフォンを見ていませんか？

パソコンやスマートフォンを長時間見る姿勢が続くと、アゴが前に出て首に負担がかかり、無意識にくいしばりが起きやすくなって、痛みが生じたり、アゴの筋肉が発達して顔が大きくなってしまったりします。

前より顔が大きくなったと感じる人や、アゴの奥の筋肉に硬いところがある人は、無意識にくいしばりをしているのかもしれません。

小顔になるには、小顔マッサージだけでなく、肌の奥にある筋肉をしっかりほぐして、筋肉が発達しすぎないようにゆるめてあげましょう。

くいしばりには耳のマッサージがおすすめ

くいしばりで使っている筋肉は、耳ともつながっています。

そのため、くいしばりをしている人は、耳がガチガチに硬くなっているケースが多いのです。

耳が硬い人に多いお悩み

- 触ると痛い
  耳が硬くガチガチの場合、少し動かしただけで悲鳴をあげる人もいます
- 頭痛がひどい
  耳はこめかみ付近の側頭筋にもつながっています。耳が硬くなると血流が悪くなり、頭痛が出ることも…

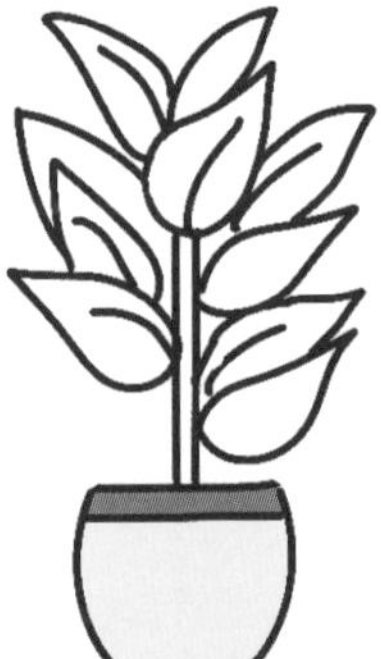

耳まわりの筋肉をゆるめていくことで、くいしばりや頭痛がやわらいでいきます。
少し回すだけでもいいので、ぜひセルフケアをしてみてくださいね（P.84）。

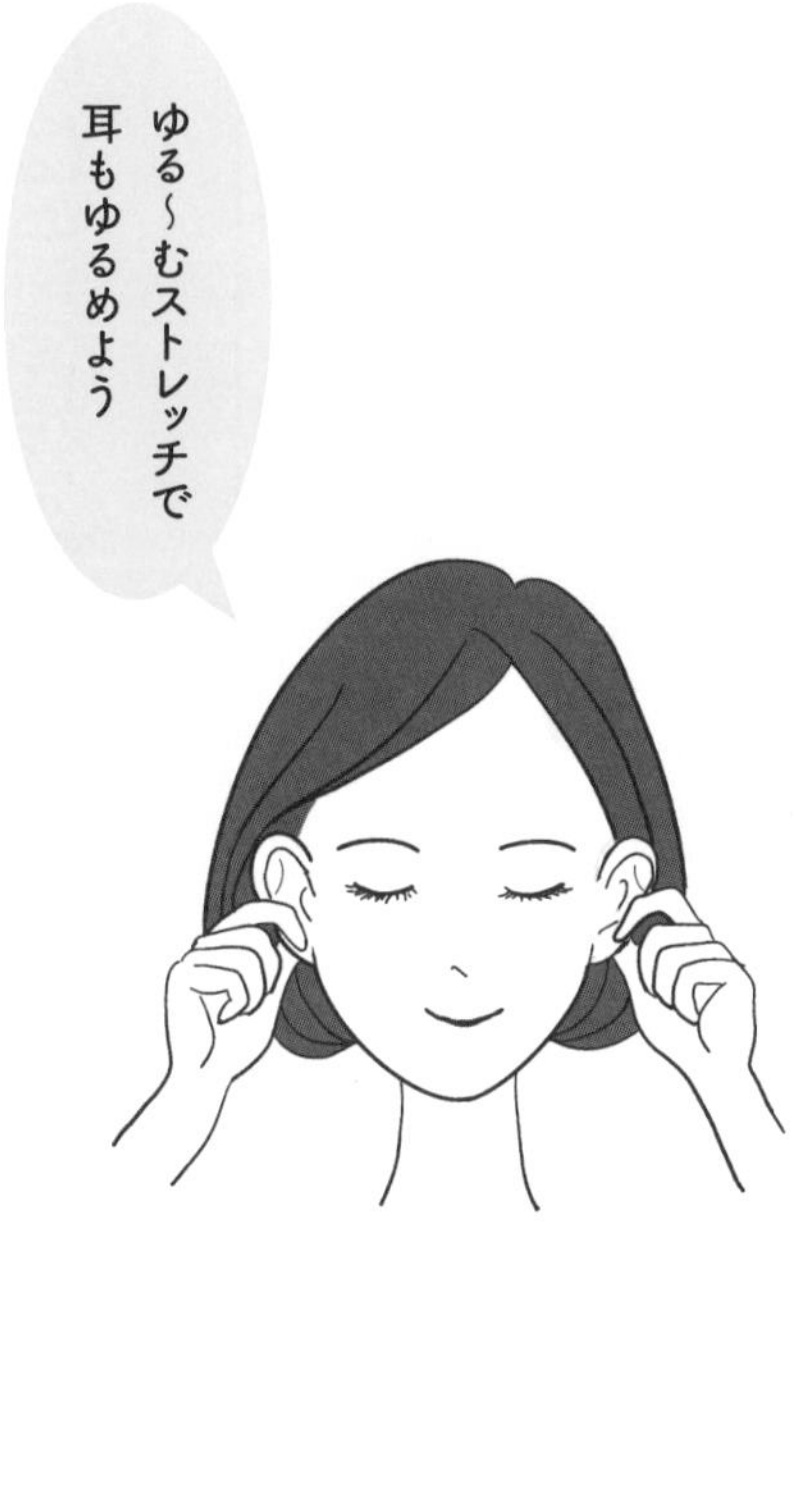

眠れないのは自律神経の乱れが原因!?

カラダが硬くなると自律神経が乱れてしまう

近年、長時間のデスクワークでカラダが硬くなり、自律神経が乱れている人が増えています。

自律神経が乱れてしまった結果、頭痛や不眠で悩んでいる人も少なくありません。

自律神経とは、カラダの機能を無意識に制御している神経系のことです。

交感神経と副交感神経という2つの神経を合わせて自律神経といいます。

・交感神経…活動するときに働く神経
・副交感神経…リラックスをするときに働く神経

交感神経は、仕事など活動モードに入っているときに働いています。

本来、日中に働いているのが交感神経です。

一方、副交感神経は、夜のリラックスしているときに働いています。副交感神経を高めるには、ゆったりした呼吸で、ヨガやストレッチをするのがおすすめです。

自律神経は24時間絶え間なくカラダを制御していて、日中は交感神経優位、夜は副交感神経優位というようにスイッチが切り替わります。

そして、この切り替えがうまくいかなくなると、カラダに不調が起こるのです。

たとえば、寝る前まで、仕事や会議をしているような緊張感があると、交感神経が優位になって、眠れなくなってしまうでしょう。

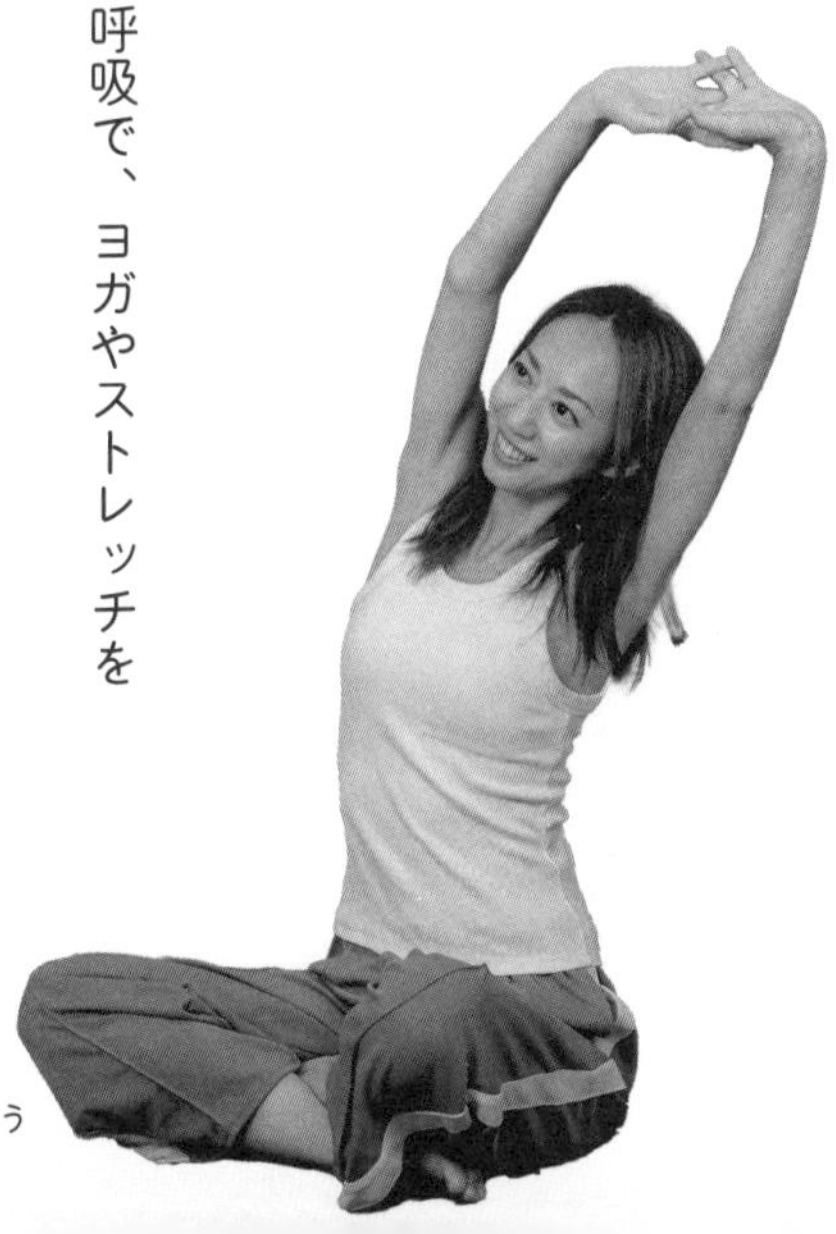

ところが現代社会では、交感神経と副交感神経の切り替えがうまくいかず、カラダの不調を訴える人がとても多いのです。

とくに、「寝ようと思っても眠れない！」という状態の人は、自律神経がボロボロになっている可能性があります。

寝る直前までスマートフォンを利用すると、本来働くべき副交感神経が機能しにくくなり、寝つけなくなってしまうので、寝る2時間前には控えるようにしましょう。

耳のストレッチや腸のストレッチをすると、カラダの緊張がゆるむので、自律神経が整い、夜の寝つきもよくなりますよ。

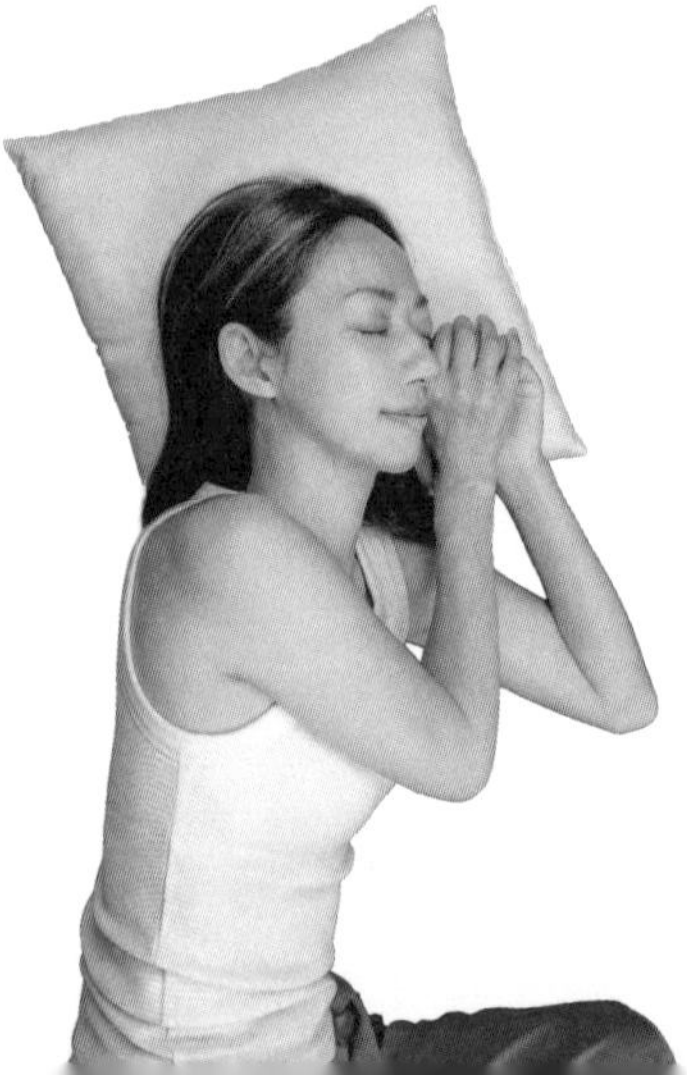

眼精疲労を感じていませんか？

現代社会の人々は目を使いすぎている

パソコンやスマートフォンなどを、1日中使っていませんか？
現代では、多くの人が目を使いすぎています。
そこで欠かせないのが、目のケアです。
仕事場ではストレッチだけでなく、ぜひ目薬も活用しましょう。

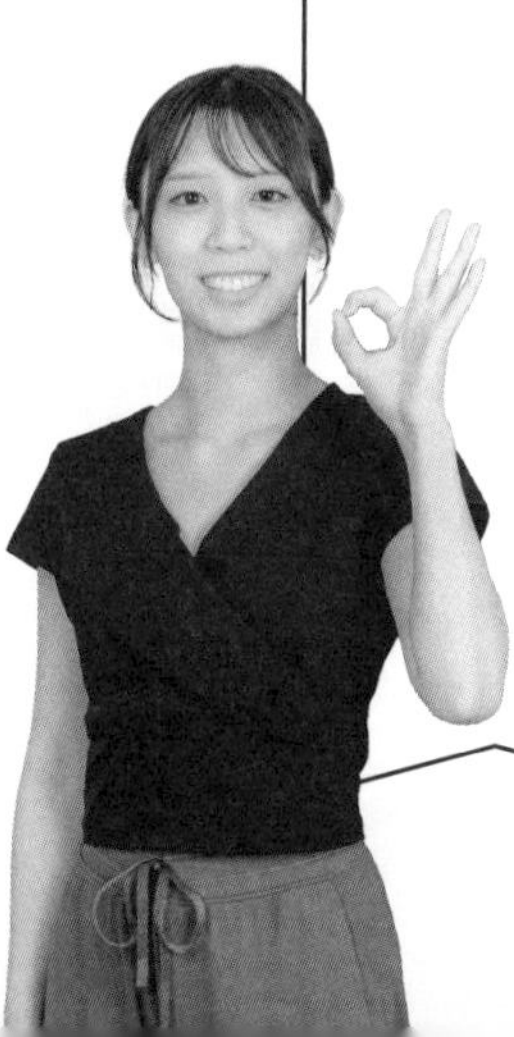

目薬の効果

- 物理的な面：目の乾燥を防ぐ
- 精神的な面：目薬をさすことで、長時間、過集中しにくくなる

また、デスクワークに集中しすぎて、首が前に出た姿勢を続けるのは、カラダによくありません。

目薬や水分補給、トイレ休憩、セルフストレッチなどの理由をつくって、定期的にカラダを動かしましょう。

根を詰めたまま6時間働くのと、1時間に1回休憩をとって6時間働くのとでは、カラダへの負担が大きく変わります。

毎日の習慣に、いきなりセルフストレッチを取り入れるのはややハードルが高いので、まずは目薬を追加してみてくださいね。

朝の目覚めにも目薬を活用しよう

「朝、なかなか起きられない〜！」と言う人のなかには、寝ているときに半目になっていて目が乾燥している、というケースもあります。

そんな人にも、目薬がおすすめです。

目が潤うことで、脳が「起きた」と認識してくれますよ。

実際に、目薬効果で朝起きられるようになった人は大勢いるので、ぜひ取り入れてみてください。

目薬の種類
①涙に近いとろっとしたタイプ
②スースーするタイプ

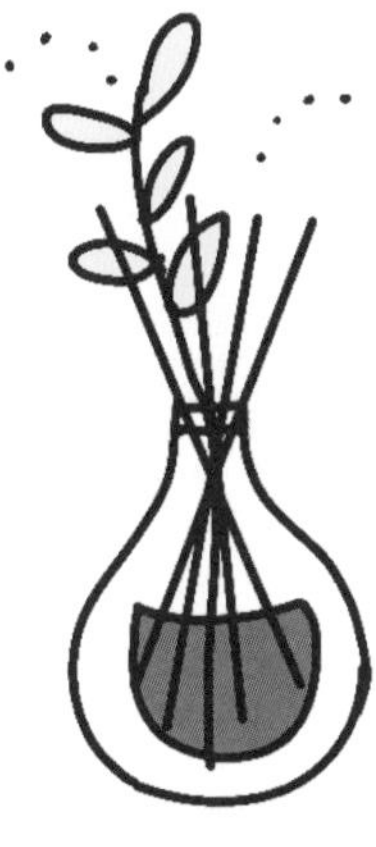

朝シャキッと起きたいときや、デスクワークの合間にスッキリしたいときは、スーッとする成分が入っている目薬もいいでしょう。

ただし、あまり刺激の強いものに慣れすぎるのもよくないので、最初はマイルドなものから試してみてくださいね。

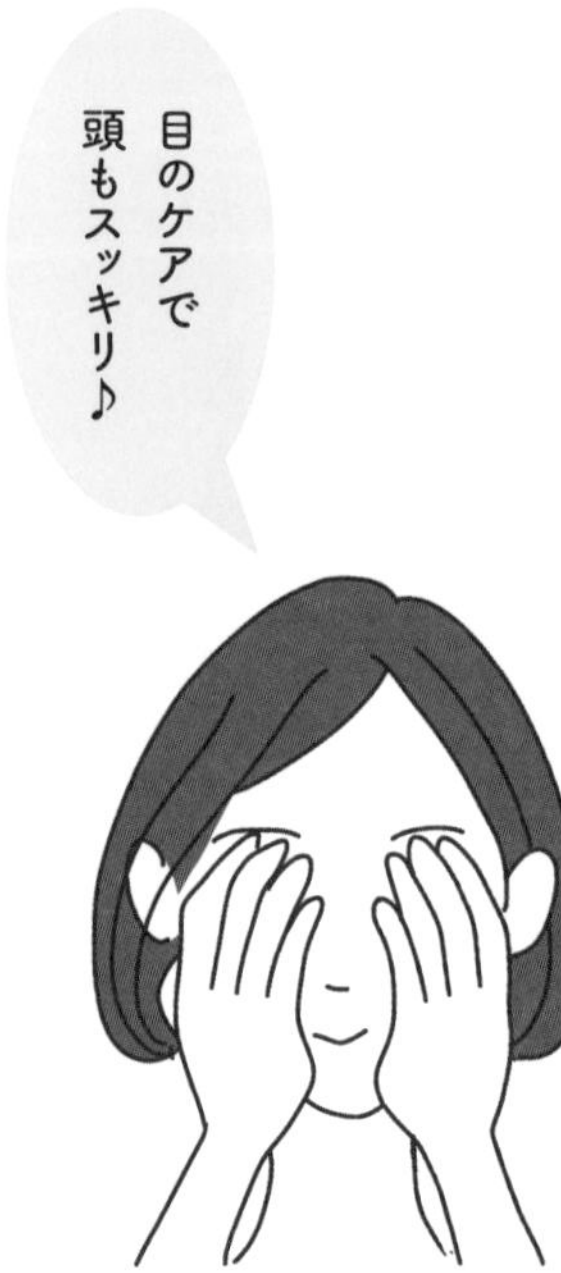

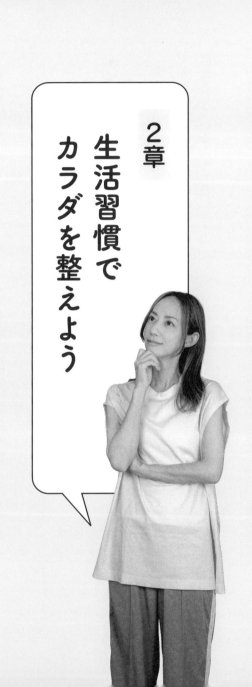

2章
生活習慣でカラダを整えよう

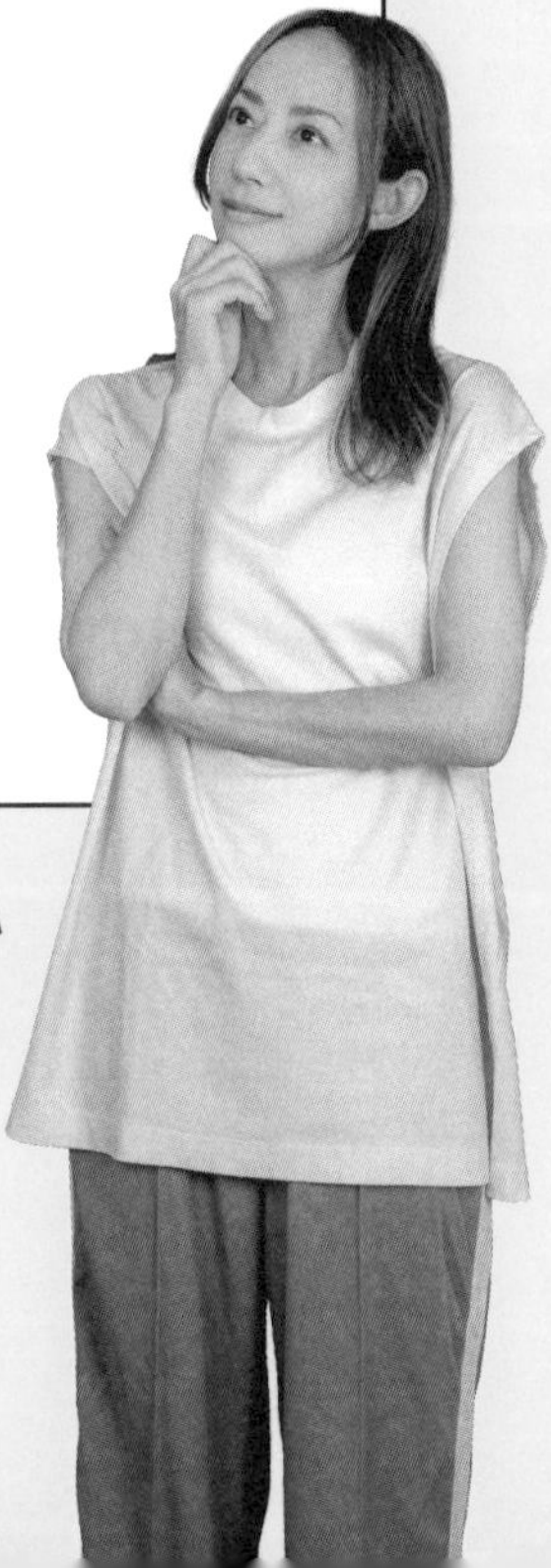

心身をリラックスさせて自律神経を整える

ストレッチやアロマで副交感神経のスイッチを入れよう

現代は、ＩＴの発達にともなって便利になった反面、自律神経が乱れやすくなりました。カラダが緊張して硬くなっていることで、交感神経が優位になり、カラダの不調を感じている人も大勢います。

心身を整えるには、寝る前にリラックスする時間をとって、副交感神経が優位になるようにしましょう。

日常生活で自律神経を整える方法

さまざまな方法を活用して、自律神経を整えましょう。

・ストレッチ

…呼吸を整え、カラダをほぐして血行をよくすることで、副交感神経を優位にすることができます。

・アロマ

…香りには、人の自律神経を整える効果があるといわれています。

アロマの種類によって、交感神経を優位にするものと、副交感神経を優位にするものがあるので、目的に合わせて選びましょう。

寝つきの悪い人は、夜、寝室などでリラックスできる香りを取り入れてみてくださいね。

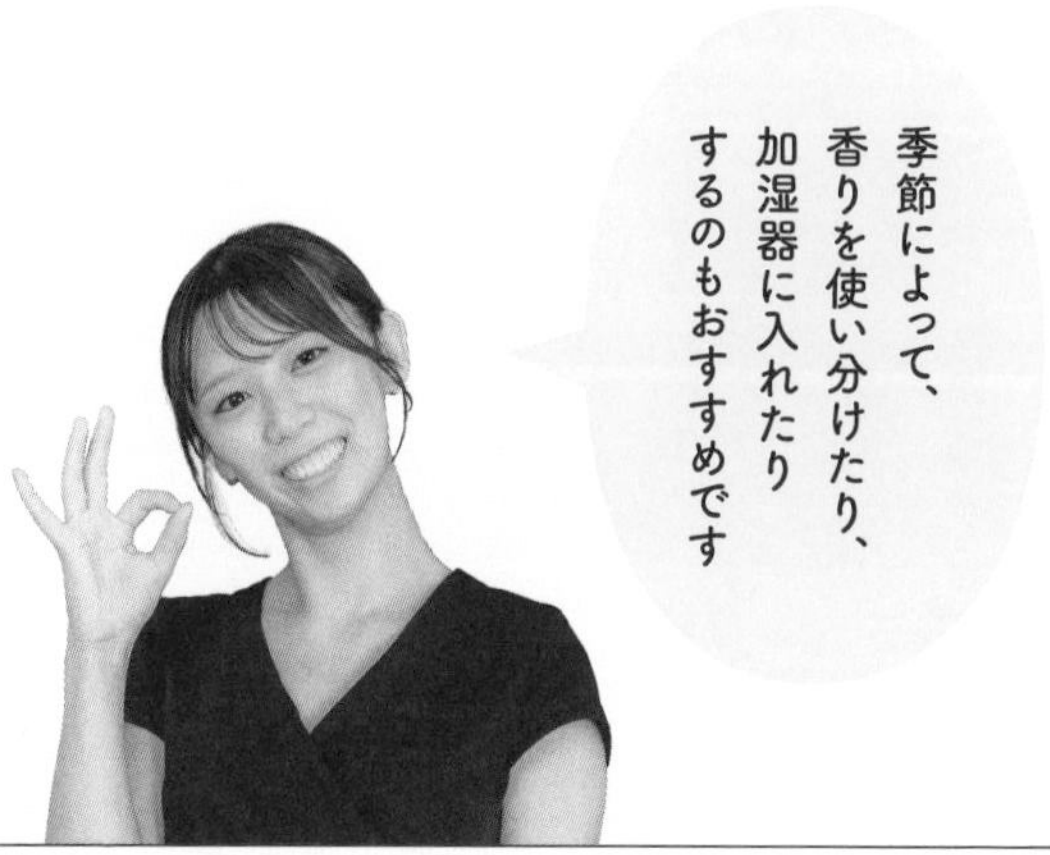
季節によって、
香りを使い分けたり、
加湿器に入れたり
するのもおすすめです

「呼吸」を意識していますか?

深い呼吸でカラダの緊張をゆるめよう

リラックスしている人は、お腹を使って、ゆるやかに呼吸しています。

人間は本来、腹式呼吸をしているときのほうが自然体なのです。

ところが、デスクワークの姿勢はお腹を圧迫して腹筋も使っているので、腹式呼吸が難しくなります。

そのため、無意識に肩と首の筋肉を使って呼吸をすることで呼吸が浅くなり、さらに首や肩に力が入りすぎて、筋肉が硬くなってしまうのです。
普段から腹式呼吸ができるようになると、肩の力も抜け、肩や首のこりもよくなりますよ。

とはいえ、呼吸が浅い人がいきなり瞑想やヨガを始めるのは、とてもハードルが高く、続けられません。
まずは、深い呼吸を意識するところから始めましょう。

おすすめの深い呼吸法
・4秒かけて吸い、8秒かけて吐く
・最初は、鼻から吸って口から柔らかく吐く

口から吐くメリット
・鼻より口のほうが、深く吐きやすくなる
・痛みを紛らわせるには口呼吸が有効

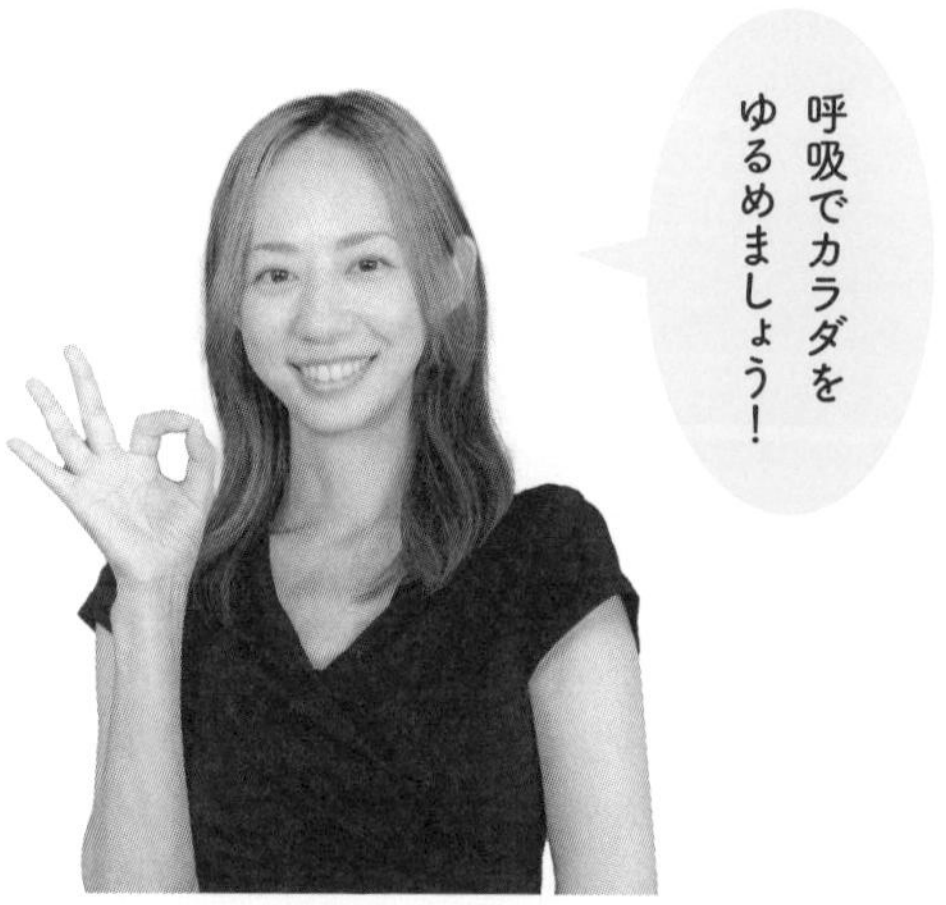

（例）出産時に使うラマーズ法の呼吸「ヒッ、ヒッ、フー」

呼吸が浅くなっている人は、8秒間吐き続けるだけでも意外と大変です。
最初は口から吐いて、慣れてきたら鼻で吐くことができるようにしていきましょう。

呼吸の練習におすすめのタイミング

- 休憩をとるとき（1時間に1回が理想的）
- 気持ちを落ち着けたいとき
- 朝、起きたとき
- 夜、眠る前

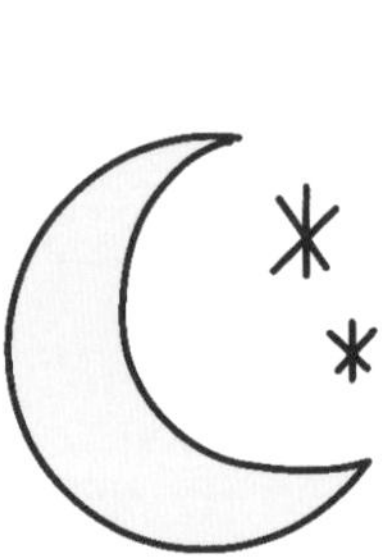

日常では「鼻呼吸」をしよう

近年、鼻詰まりの人が多く、鼻呼吸ができない人も増えています。

あなたも、口呼吸になっていませんか？

普段、口から吸って吐いている人は、首の筋肉（斜角筋・胸鎖乳突筋）が硬くなる傾向があります。日頃は、ぜひ鼻呼吸を心がけましょう。

一方、ストレッチをするときは、呼吸を深くするとカラダがリラックスするので、筋肉を伸ばしやすくなります。

そのため、ストレッチ中は口呼吸でもＯＫです。

鼻呼吸と口呼吸の違いを知って、上手に使い分けていきましょう。

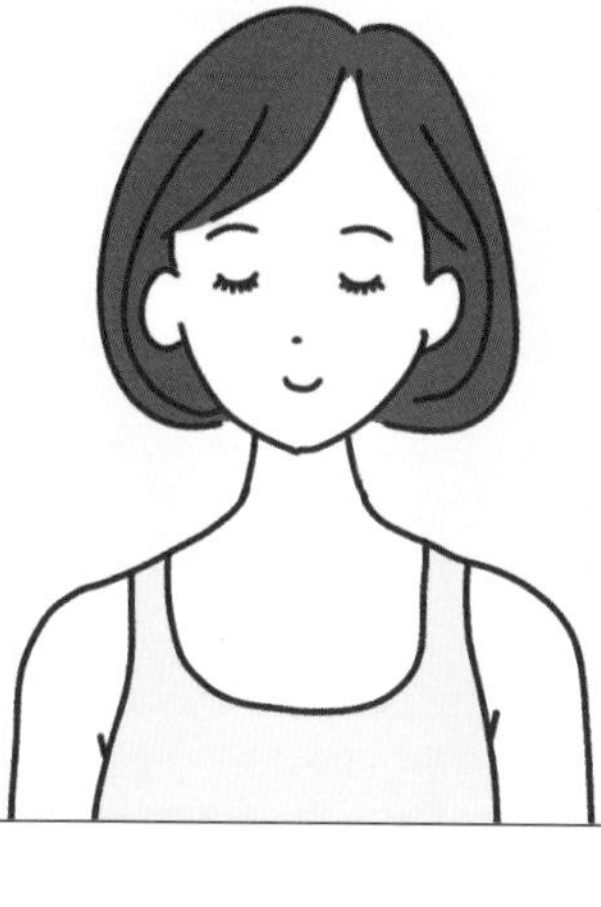

カラダに優しい仕事環境を整えよう

仕事中は1時間に1回立つのがおすすめ

日本人は元々、腰の筋肉が弱い骨格筋のつくりをしています。

近年は、在宅ワークも一般的になり、家のなかに仕事環境をつくっている人も増えてきました。

では、デスクワークをする際、どのような環境がいいのでしょうか？

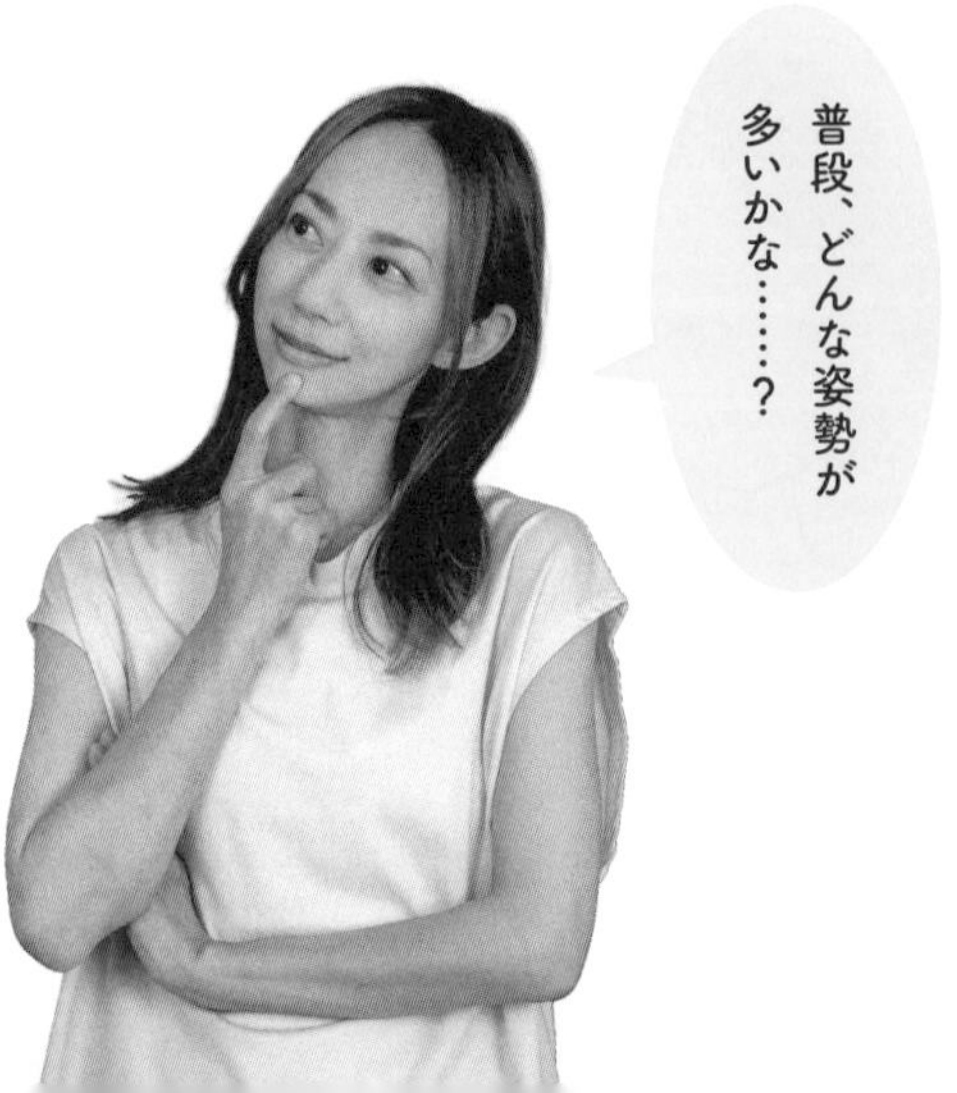

仕事環境のポイント

①カウンター：海外のIT企業のように立つ

欧米人の筋力であれば問題ありませんが、長時間の立ち仕事は筋力の弱い日本人には不向きです。

②ローテーブル：床に座る（座椅子・あぐら・正座など）

前傾姿勢で股関節の前側が硬くなるので、あまりおすすめではありません。

③テーブル：椅子に座る

この3択のなかでは、椅子に座るのが一番おすすめです。

（椅子のポイント）

・股関節が90度以上にならず、カラダが丸くならないものを取り入れましょう
・前傾姿勢にならない、オフィスチェアがおすすめです
・机の高さに合わせられるものがいいでしょう

（机のポイント）

・机の高さは、「肩にギュッと力を入れて上げて、フッと力を抜いたときの肘の高さ」が理想的です

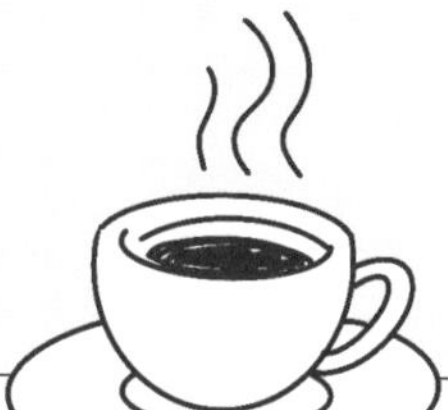

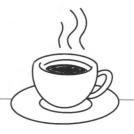

座り姿勢で腰にかかる負担は、立っているときの8倍といわれています。

カラダの負担を軽減するには、1時間に1回は立って動き、適度な休憩を取り入れましょう。

実際、在宅ワーク用に机や椅子を買い替えたことで

「腰痛や肩こりが解消した！」

という人も大勢います。

毎日のことですから、できるところから、カラダに負担の少ない仕事環境を整えることも検討してみてくださいね。

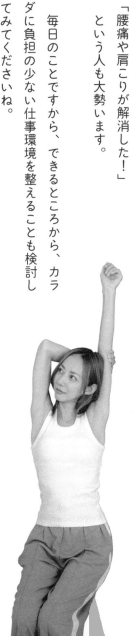

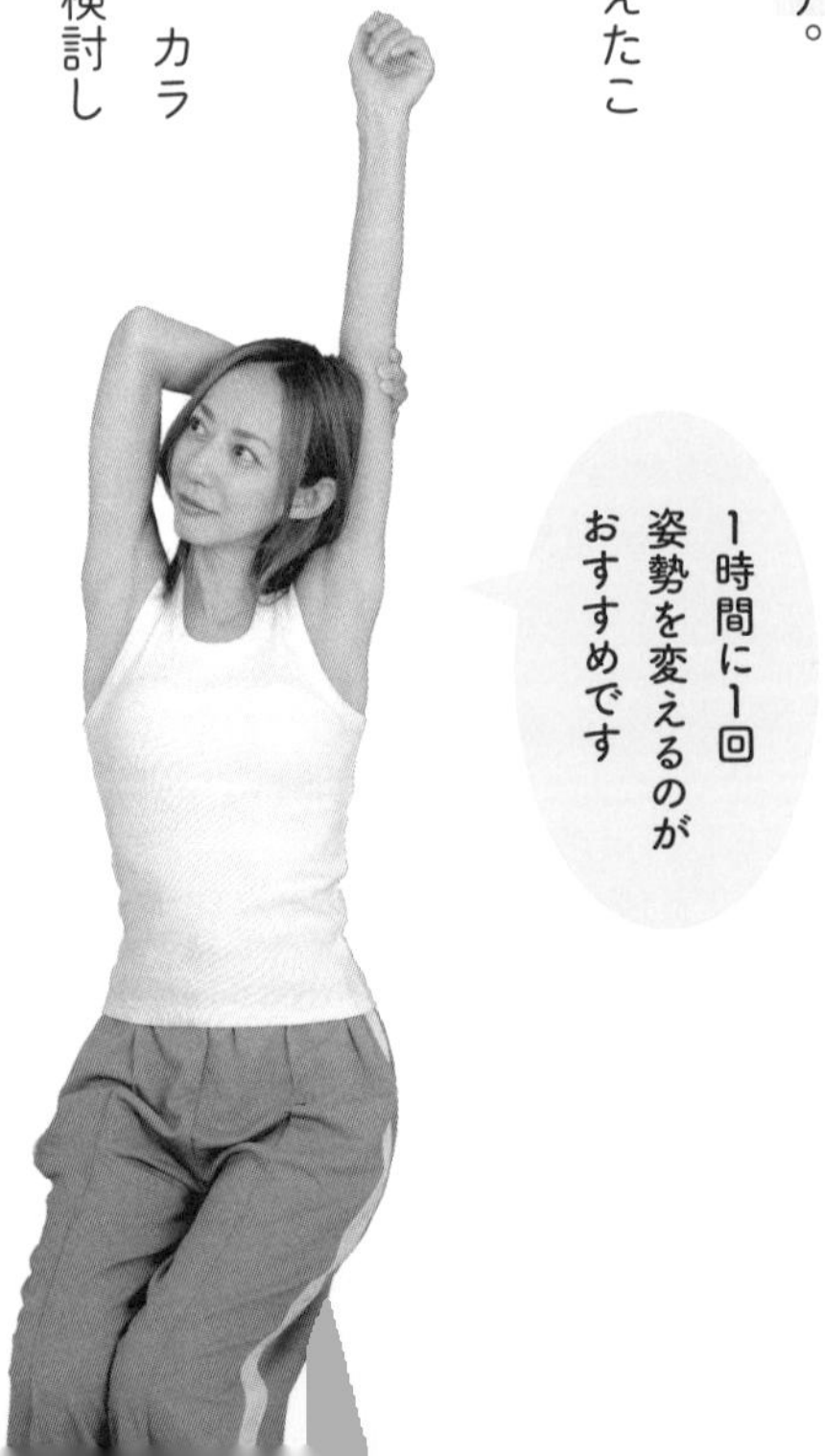
1時間に1回
姿勢を変えるのが
おすすめです

足組みをすると姿勢が悪くなる？

足組みは左右バランスよく行えばＯＫ

足を組むと姿勢が悪くなるといわれていますが、わたしはお客様には
「足組みをしてもいいですよ」
とお伝えしています。

人間の骨盤が歪んでしまうのは、構造上、仕方のないことです。
ただ、片側に偏って極端な歪みになると、カラダの痛みや違和感が出てきてしまい

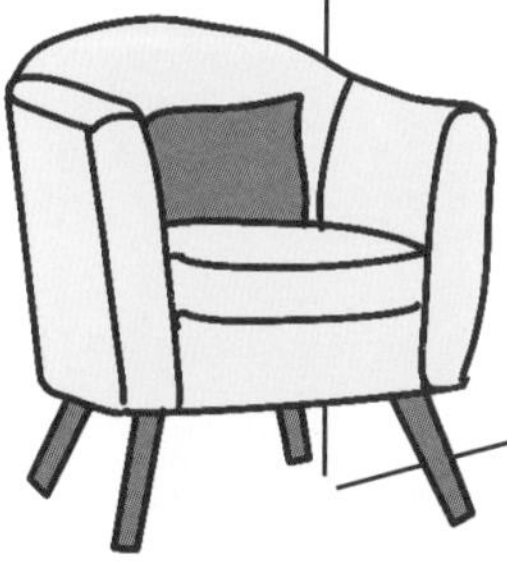

ます。

足を組む場合は、左右どちらかに偏らないように、両方の足を交互に組むようにしましょう。


また、パソコンを2台同時に使用する人もいますが、パソコンを横に置くとカラダが歪む可能性もあるので、なるべく2台とも正面に置くようにしてくださいね。

左右をバランスよく使うことが、カラダが歪まないようにするポイントです。

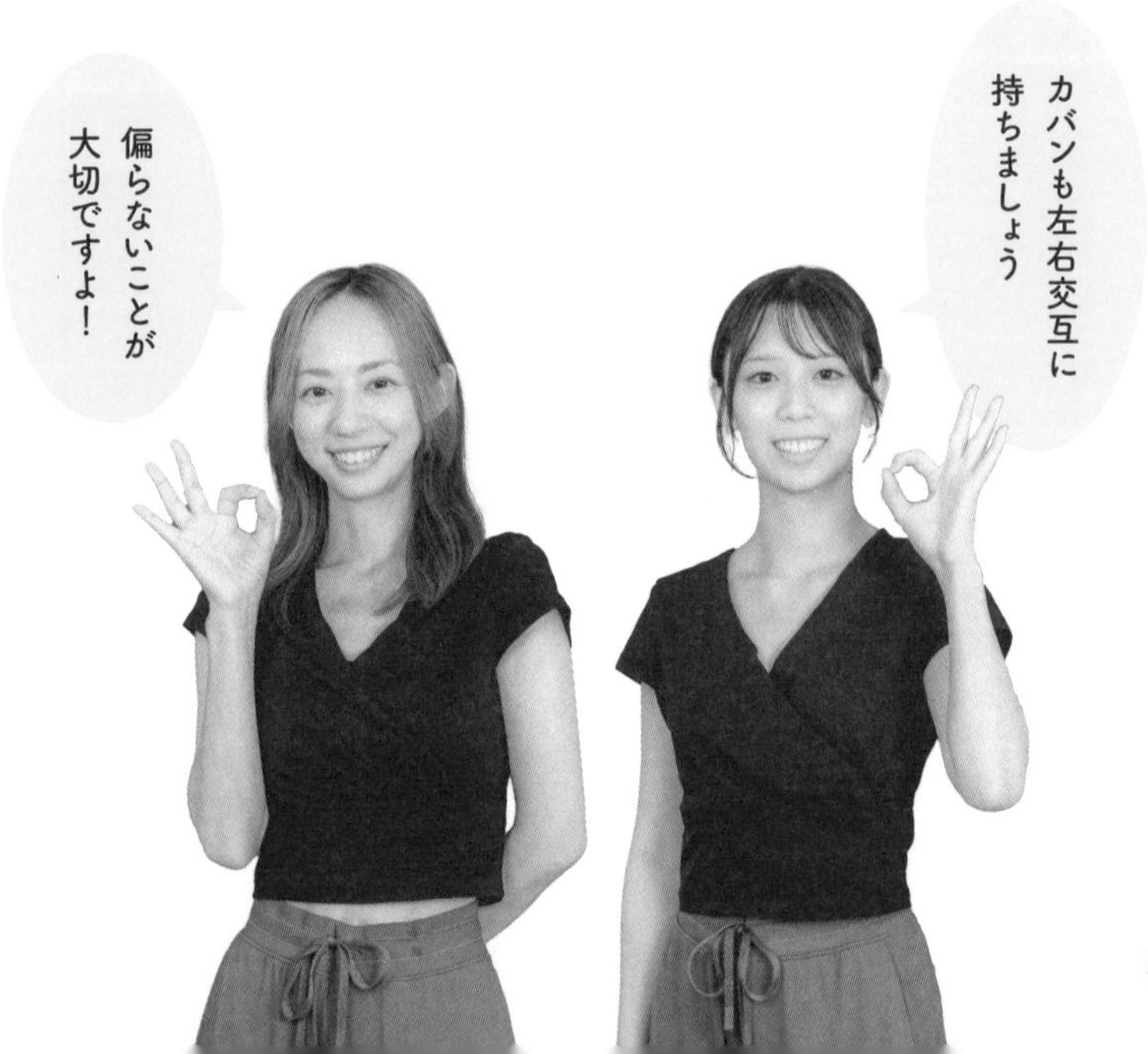
カバンも左右交互に持ちましょう
偏らないことが大切ですよ!

水分補給でカラダを整えよう

1時間に1杯、常温の水を飲もう

「1日2リットルの水を飲むといい」という方法が流行っていますが、これは人の体質や生活習慣によって合う・合わないに差があります。

水を2リットル飲むことよりも、コップ1杯の水をこまめに飲むようにしましょう。目安は1時間に1杯、常温のまま飲むのがおすすめですよ。

仕事中によく飲まれるコーヒーやお茶には、カフェインが含まれています。
カフェインには血管を狭める働きや利尿作用があるので、飲みすぎには注意しましょう。

睡眠時間をしっかりとれている健康なカラダであれば、コーヒーは1日4杯まで飲んでも大丈夫ですが、基本的には1日2杯に控えておくのがおすすめです。

カラダの水分が不足すると、血流が滞り、カラダの動きも硬くなってしまいます。
日頃から、常温の水でしっかり水分補給して、カラダの柔軟性を損ねないようにしてくださいね。

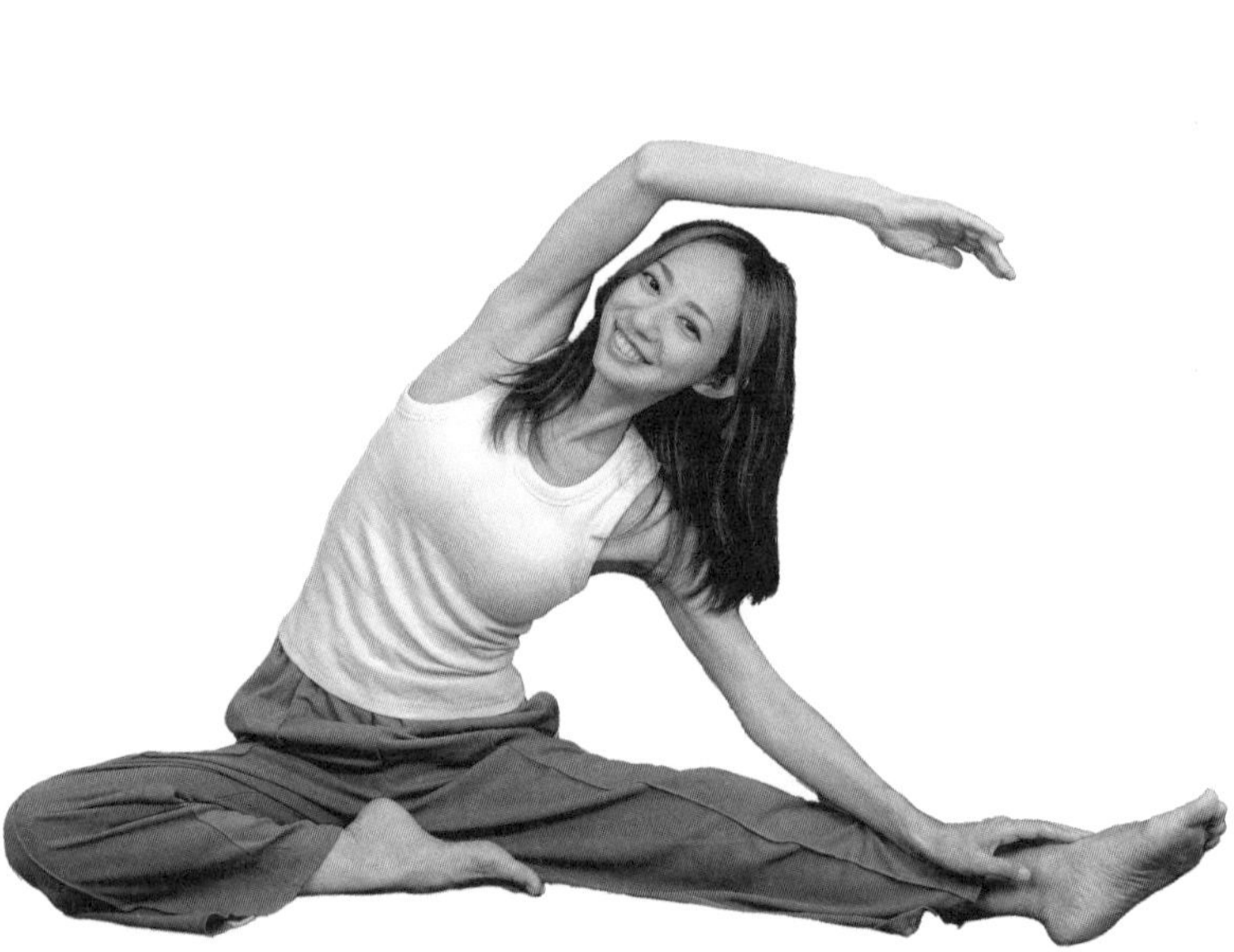

カラダを温めて代謝を上げよう

カラダを温めるおすすめの方法4選！

カラダをリラックスさせて代謝をよくするには、温めることも大切です。
とくに、デスクワークの人は、目元・お腹・足元も重点的に温めましょう。

①お風呂で全身を温める

日常で、一番広範囲を一気に温められるのがお風呂です。

38～40度のぬるめの湯船に、10～20分しっかり浸かりましょう（体脂肪率の高い人は長めに入って、しっかりカラダを温めてください)。

②ホットアイマスクで目を温める

眼精疲労を感じている人は、ホットアイマスクで目元を温めましょう。

血行促進され眼精疲労がとれると、心地よく入眠できますよ。

③白湯や腹巻きでお腹を温める

朝にコップ1杯の白湯をとると、お腹とカラダを温める効果があります。

また、腹巻きでお腹を温めると、腰の重だるさや腹痛などがやわらぐので、生理不順や生理痛が重い女性、冷え性の人にはとくにおすすめです。

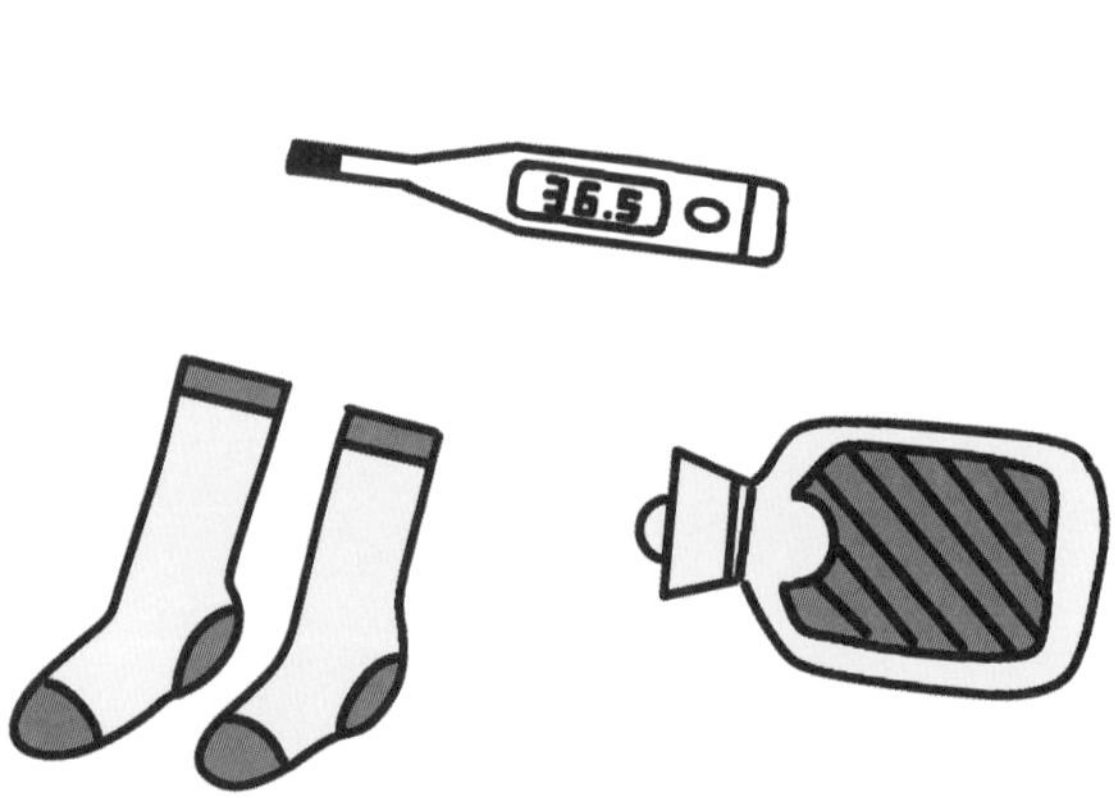

④湯たんぽや靴下で足元を温める

昼間は靴下、夜寝るときは湯たんぽで足元を温めましょう。

一方、寝るときに靴下を履いていると熱が放散されなくなり、寝つきが悪くなってしまうケースもあります。

布団のなかでは、靴下を脱ぎ、湯たんぽで温めるようにしてくださいね。

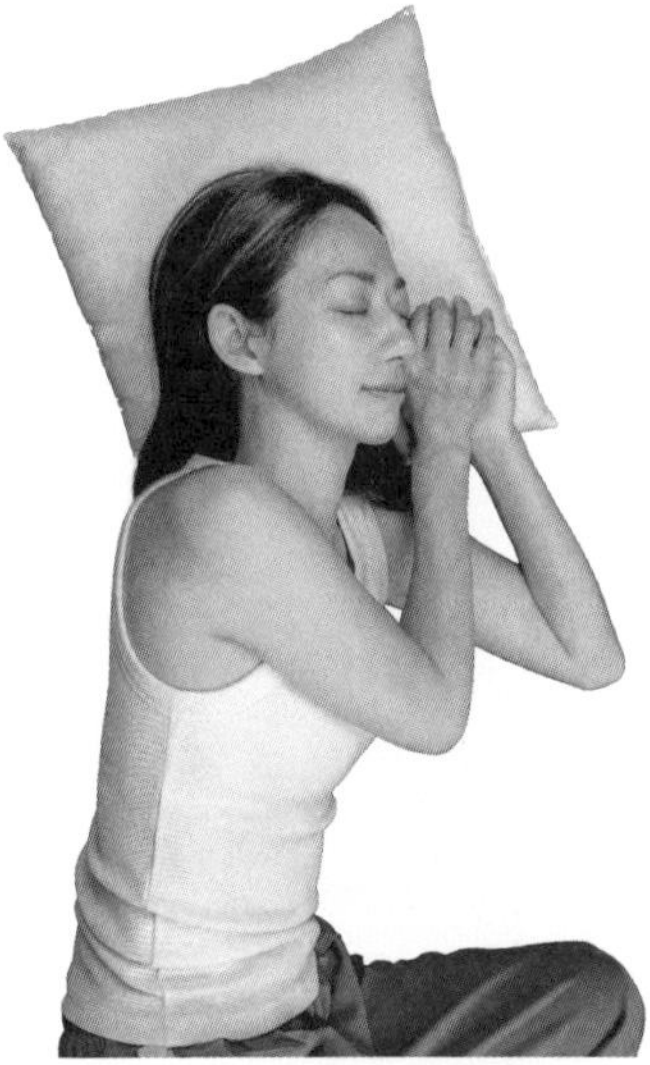

自分に合った靴でカラダを整えよう

足を締めつけない靴を選ぼう

靴を履いたまま仕事をする人も多いでしょう。

靴を履いていると、意外と足の指が丸まっていることもあります。

ヒールやパンプスの場合は、血行不良にもなりやすいものです。

もし自由に履き替えられる仕事場の場合は、柔らかいスリッパや足の指が開きやすい靴など、足を締めつけないものがおすすめです。

ヒールなど締めつけの強い靴を履く必要がある人は、ストレッチで足の指を広げ、足

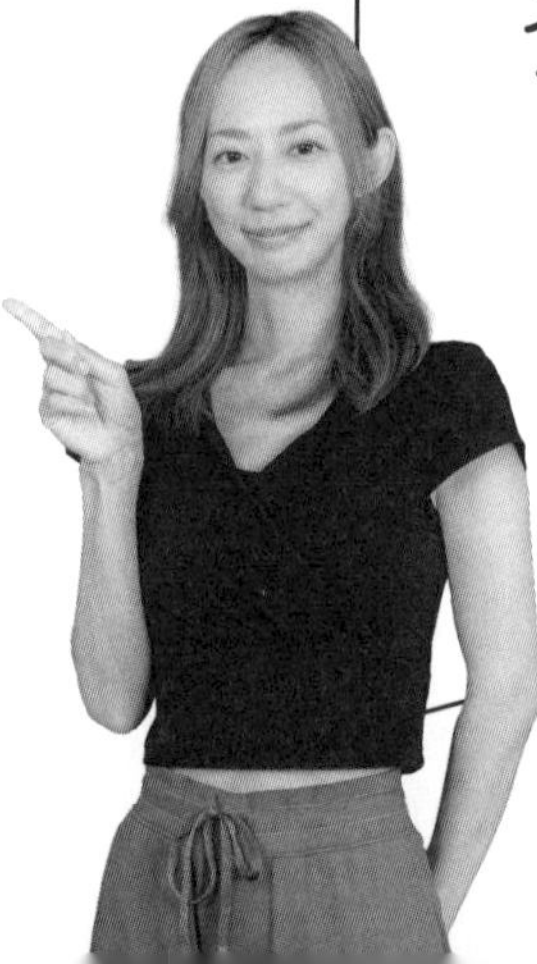

のケアを行いましょう（P．118）。

細身の靴は「中敷き」で調整しよう

「足がむくみすぎてしまい、朝履いてきた靴が帰りに履けなくて仕方なくタクシーで帰りました…」

というお話はよく耳にします。

以前「足がパンパンにむくんで、痺れて困っている」というご相談があったのですが、その方は、幅が細いスニーカーを履いていることが原因でした。

でも、とても気に入っている靴ということだったので、靴はそのままで、足の外側のアーチが高くなるように中敷を入れたところ、足の痺れがまったくなくなったそうです。たとえスニーカーであっても、形によっては、足に負担がかかっている場合もあります。サイズを大きくするだけでなく、中敷なども活用して、快適に過ごせるように調整していきましょう。

足元を整えることは、カラダ全体を整え、歪みの防止にもつながりますよ。

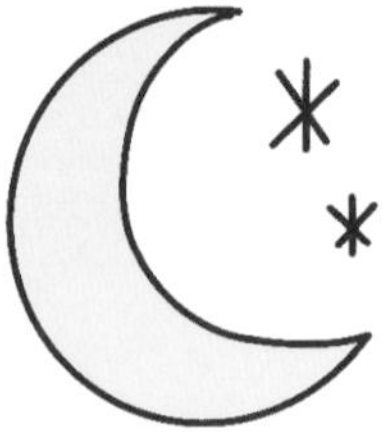

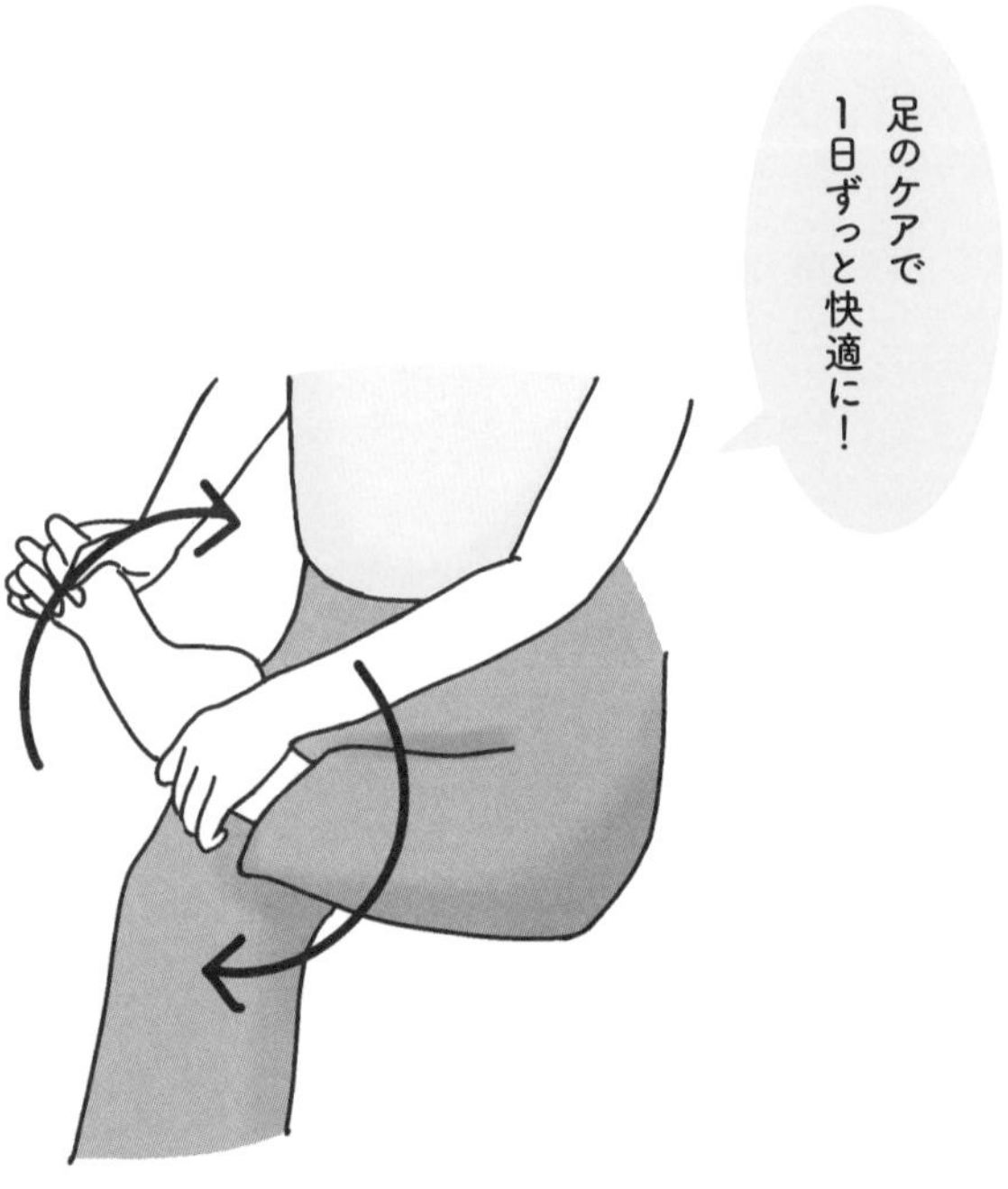
足のケアで
1日ずっと快適に！

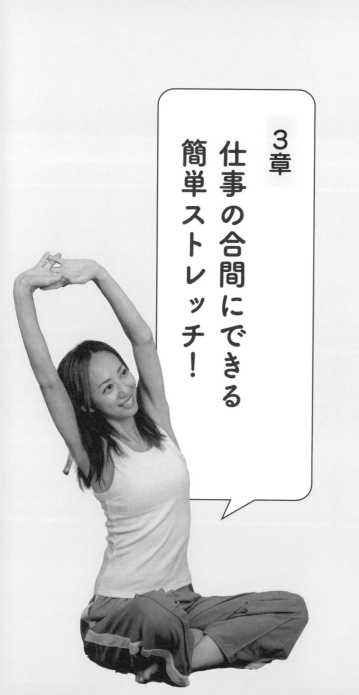

3章 仕事の合間にできる簡単ストレッチ！

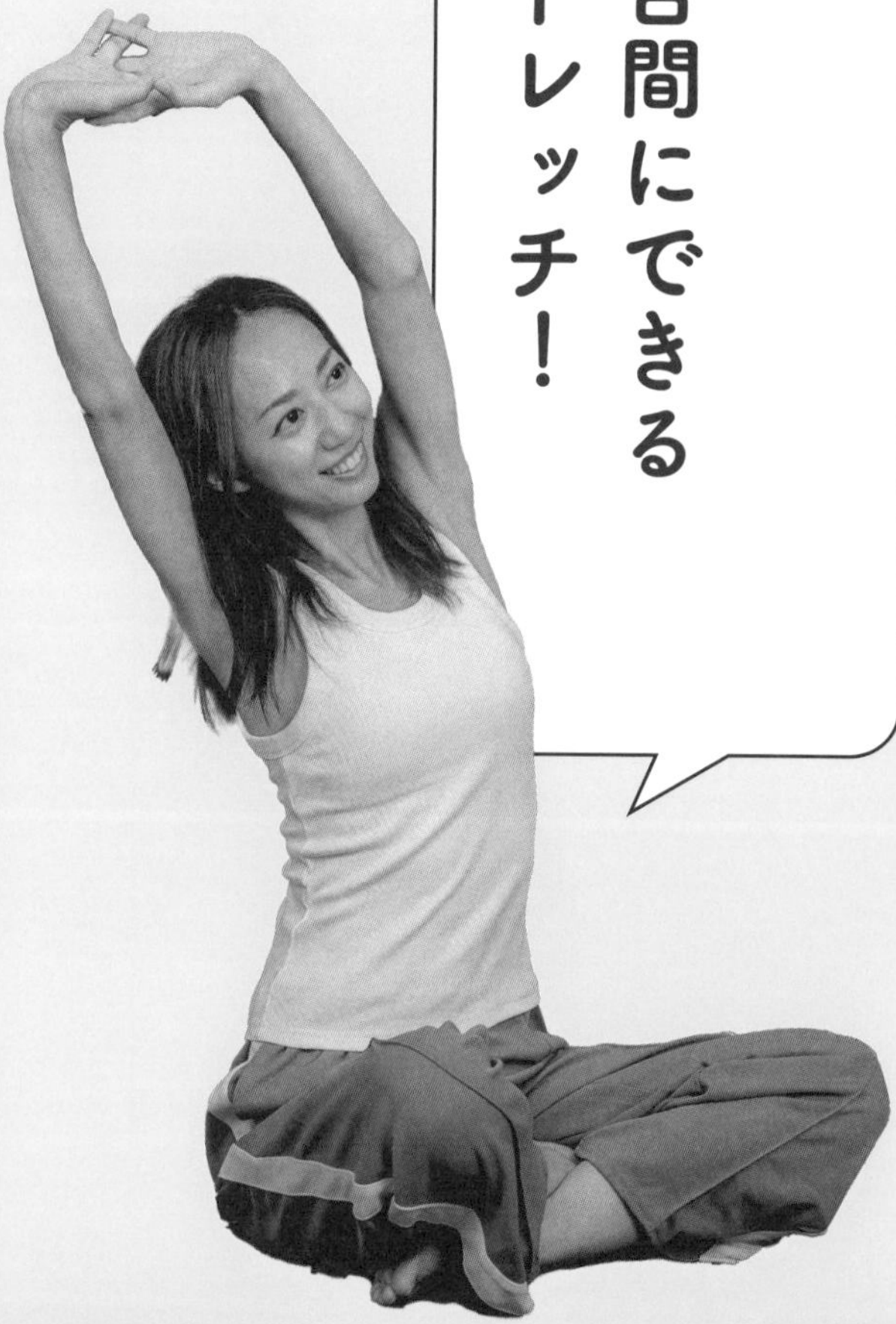

セルフケアで疲労を溜めない

手軽にできる顔まわりのケアから取り入れよう

自宅でセルフケアを行うと、カラダの疲労の溜まり方、回復の仕方が変わります。

わたしたちが最初におすすめしているケアは、手軽にできる顔まわりのケアです。

顔まわりは一番触りやすいので、セルフケアには最適ですし、美容面でも健康面でもよい効果が期待できますよ。

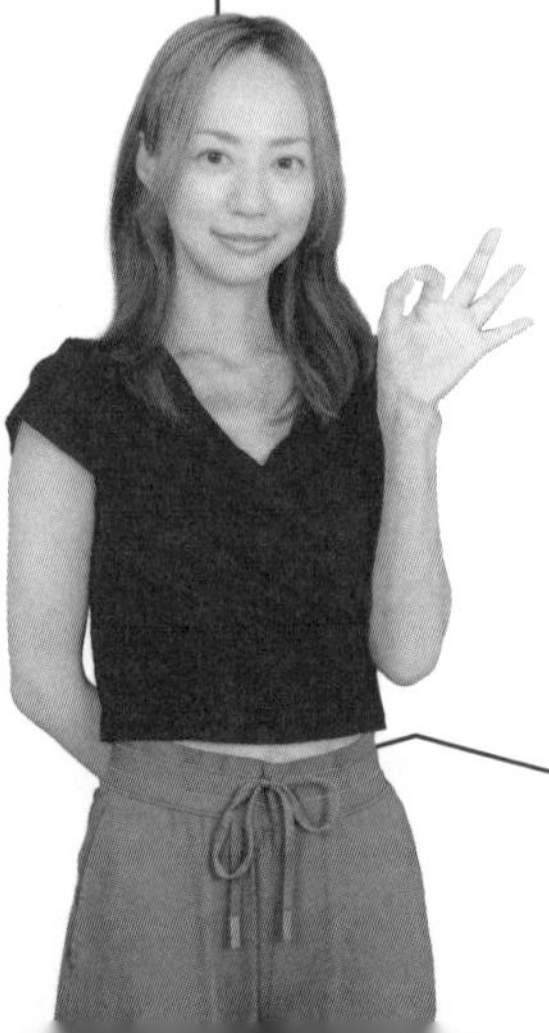

おすすめのセルフケア

・眼精疲労の解消

眼精疲労は、パソコンやスマートフォンによる現代病のようなものです。

顔まわり（目のまわり・首・頭皮など）をケアすることで、疲労をリセットしましょう（詳しくはP.82）。

・くいしばりの解消

首の筋肉が硬くなると、くいしばりや頭痛の原因になってしまいます。

顔まわり（アゴや首）のケアをすることで、筋肉がほぐれ、不調の解消や予防につながります（詳しくはP.98）。

首の横にある胸鎖乳突筋は、ある女優さんが「きれいに見せるには、ここをほぐすといい」と言ったことで有名になった筋肉です。

現代は胸鎖乳突筋が硬い人が多いので、最初はとても痛いと思いますが、ほぐすと肩と首のこりが解消されるのでおすすめです。

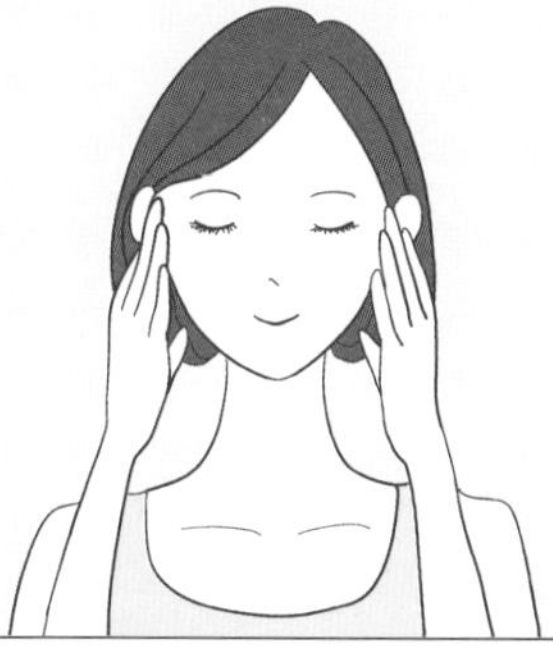

頭皮のケアは現代人におすすめ！

頭皮が硬くなると、頭痛になったり、シワやたるみの原因にもなったりすることがあります。

毎日のシャンプーでヘッドブラシを使うと、頭皮のケアができますよ。

ヘッドブラシにはさまざまな素材がありますが、おすすめは、シリコン製の柔らかいブラシです。最近は電動式もあるので、お好みのものを探してみてくださいね。

硬くなっているところやツボが密集しているところは、痛みがあると思いますが、頭皮が柔らかくなると痛みもやわらいでいきます。

以前わたしは偏頭痛持ちで、3日に1回は頭痛薬を飲んでいたのですが、ヘッドブラシを習慣にしたところ頭痛薬を飲まなくてもよくなりました。

カラダの健康を維持するためにも、ストレッチなどのケアを日常に取り入れていきましょう。

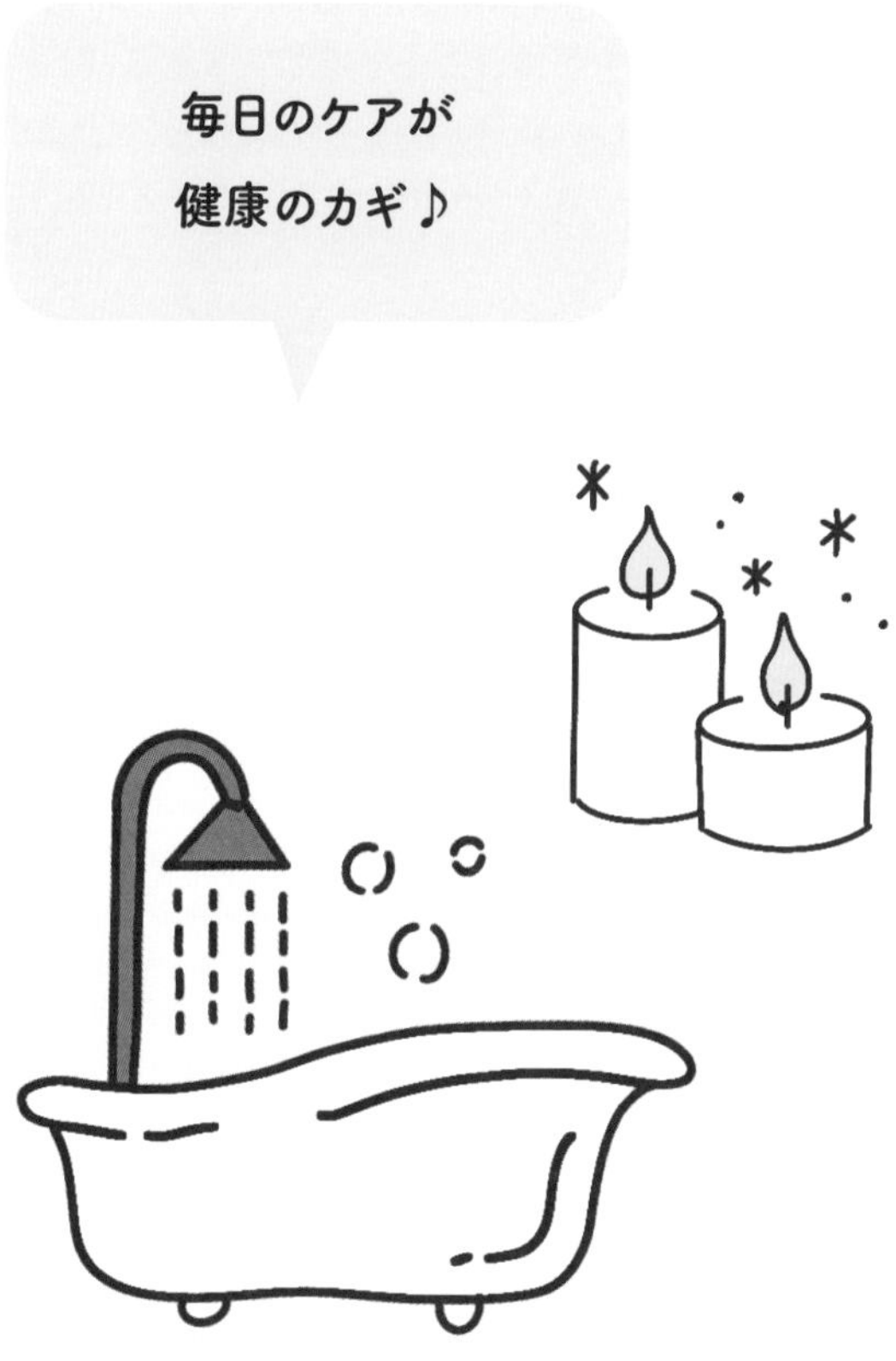
毎日のケアが
健康のカギ♪

ストレッチ❶

首後ろ（後頭下筋）を伸ばすストレッチ

首をゆるめて正しい位置に戻そう

首のストレッチは、ストレートネックの方におすすめです。

首は前後左右に筋肉がついている場所ですから、首から背中まで一緒にゆるめて首を正しい位置に戻しましょう。

まずは、首の後ろの筋肉を伸ばすストレッチからご紹介します。

1 頭の後ろで手を組んで、息を吸ってください

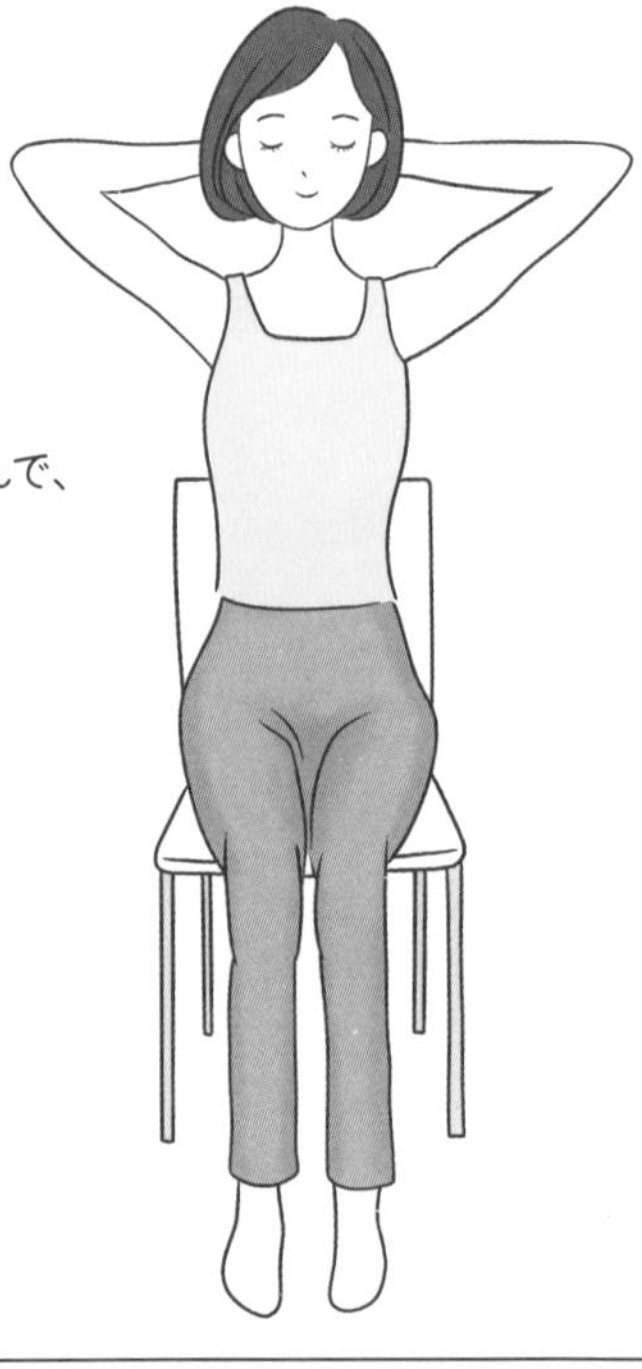

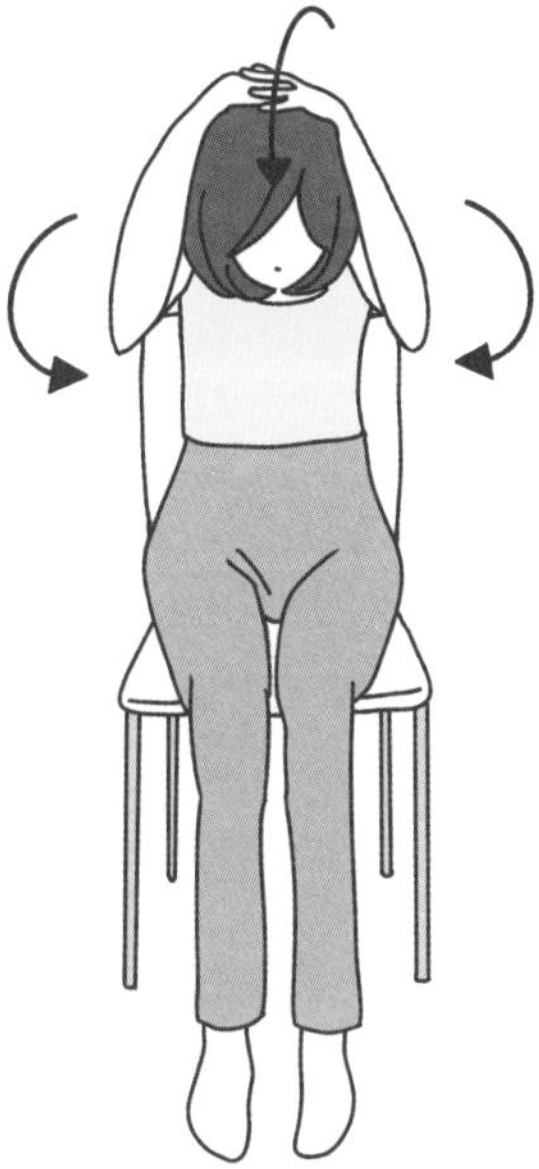

② 息を吐きながら、頭を下げ、首を丸めて10秒ほどキープします

首の小さな骨と骨の間に、丸みを出すイメージで行いましょう

背中が硬い人は、背骨のほうにも響きますよ

こんなん人におすすめ

- パソコンなど、頭が前に出る姿勢が長い人
- 雨の日に頭が痛くなる人
- くいしばりが強い筋緊張性頭痛の人

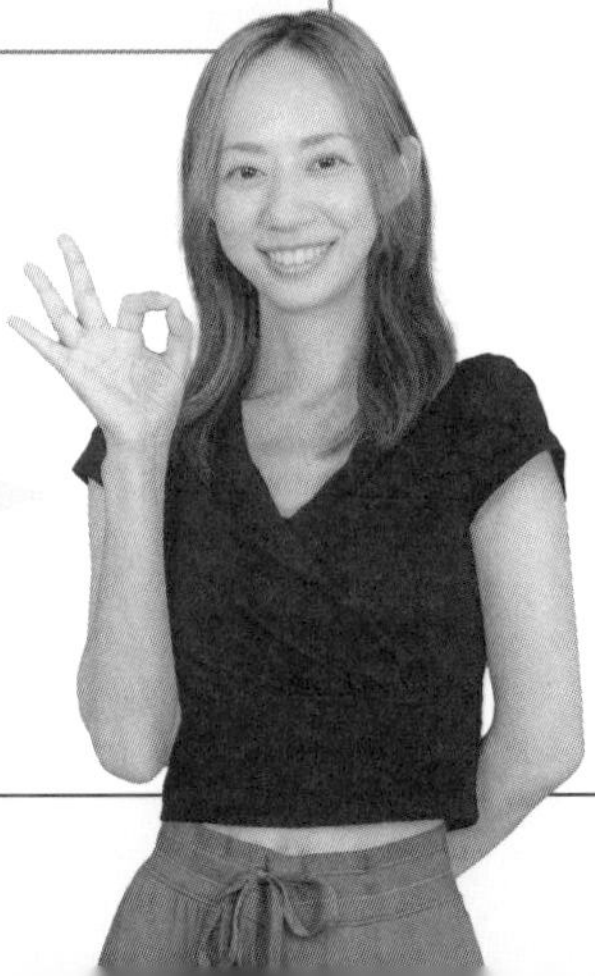

デスクワークの人は1時間に1回行うとスッキリします
目を閉じて行うと、よりリラックスできますよ

ストレッチ❷

首の横（胸鎖乳突筋・斜角筋・僧帽筋）のストレッチ

首と肩の筋肉をゆるめよう

首の横にある筋肉は、首・アゴ・肩の動きにも影響を与えています。

首の横を伸ばすことで、①くいしばりの予防、②頭痛の改善、③巻き肩の予防の3つを行いましょう。

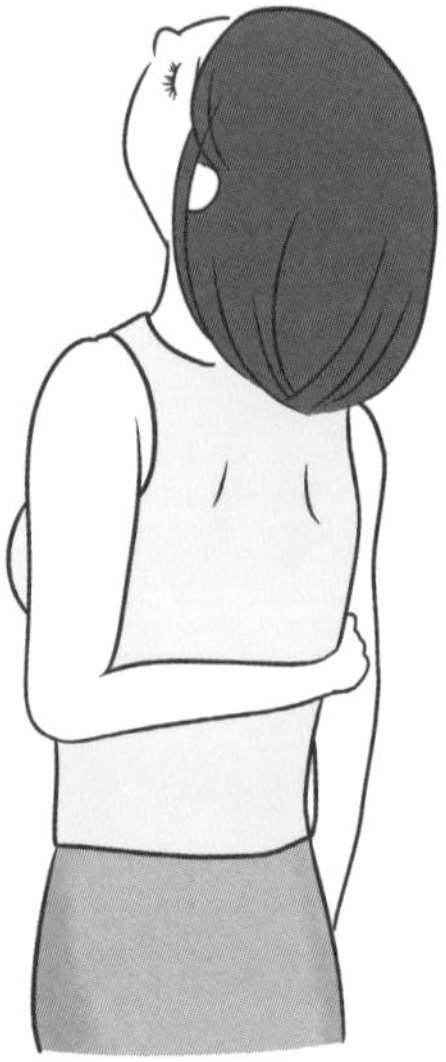

1

左手で右腕をつかみ、片手だけ後ろに組んだ状態にします

腕を後ろに組むことで、ストレッチの強度が増しますよ

上を向き5秒キープ

②

次に、頭の重みで首を右に倒します

息を吐きながら５秒キープ

硬いところを伸ばすように、自分で角度を調整してみましょう

ゆっくり首をもとに戻し、首と肩をラクにしてください

反対側も手を組み替えて行います

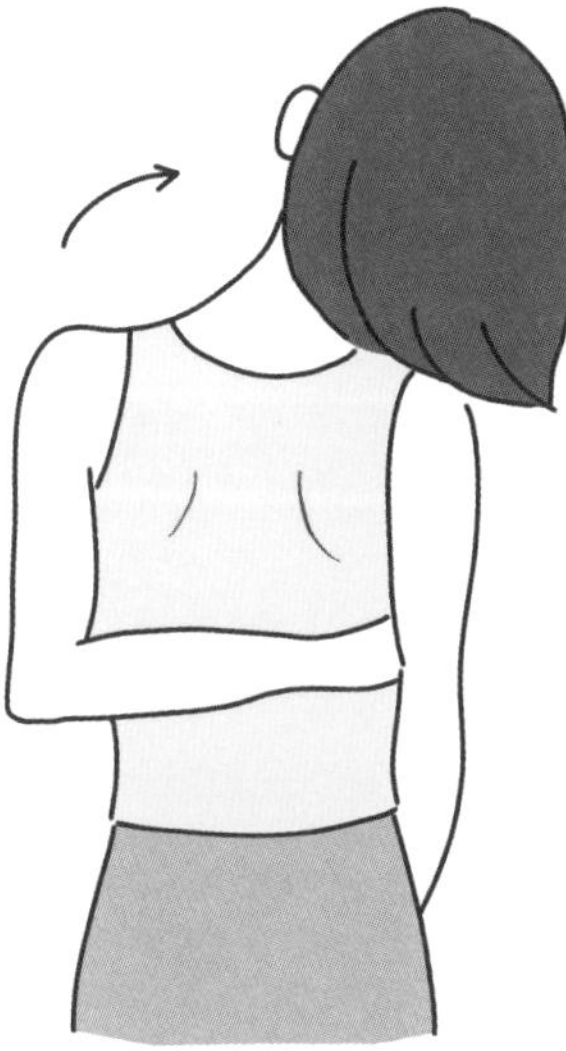

POINT ❷で首を倒すときは、カラダが倒れないようにしましょう
肩甲骨を寄せ、しっかり胸を張った状態で行うと◎

❷は左右それぞれ5秒キープを3回1セットで行いましょう

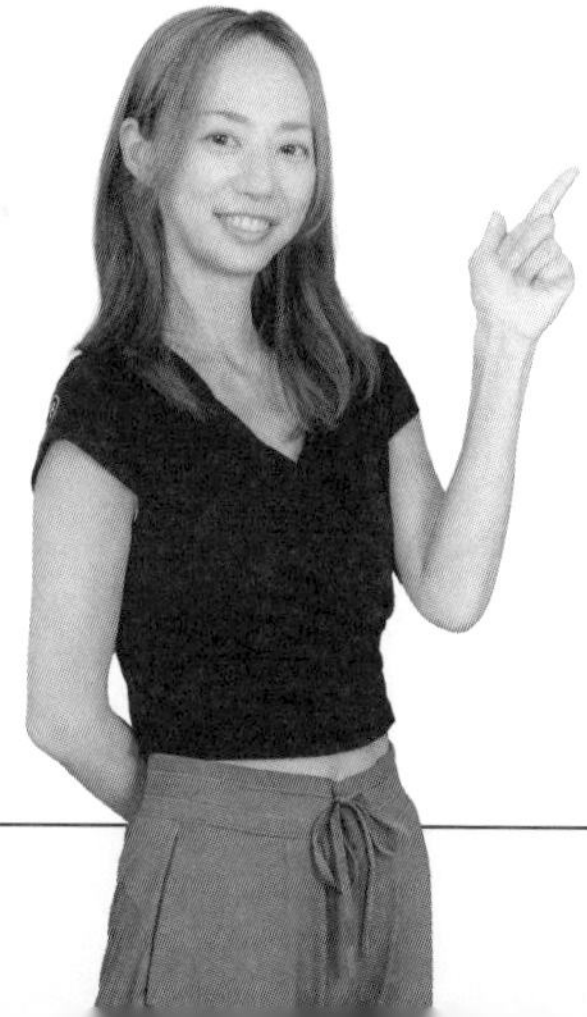

ストレッチ❸

肩こり(僧帽筋・肩甲挙筋)解消のストレッチ

肩の緊張をとって肩こり解消!

あなたは、無意識に肩が上がっていませんか?

いつでもできる肩こり解消のストレッチで、肩を下げましょう。肩の緊張がとれ血行が促進されて、肩こりが解消されますよ。

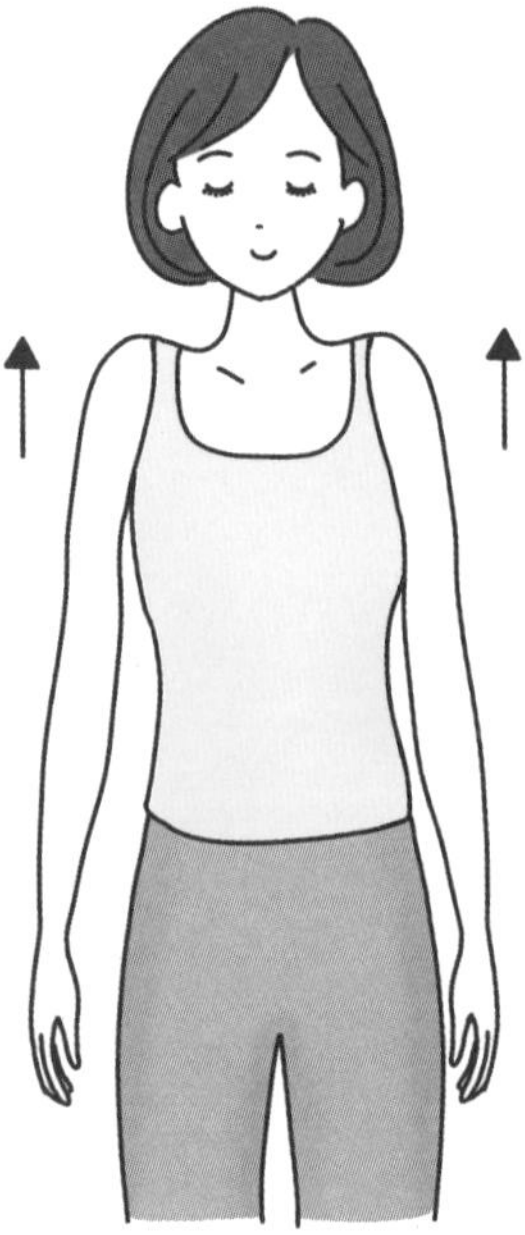

① 肩を思いきり上に寄せて、10秒間キープします

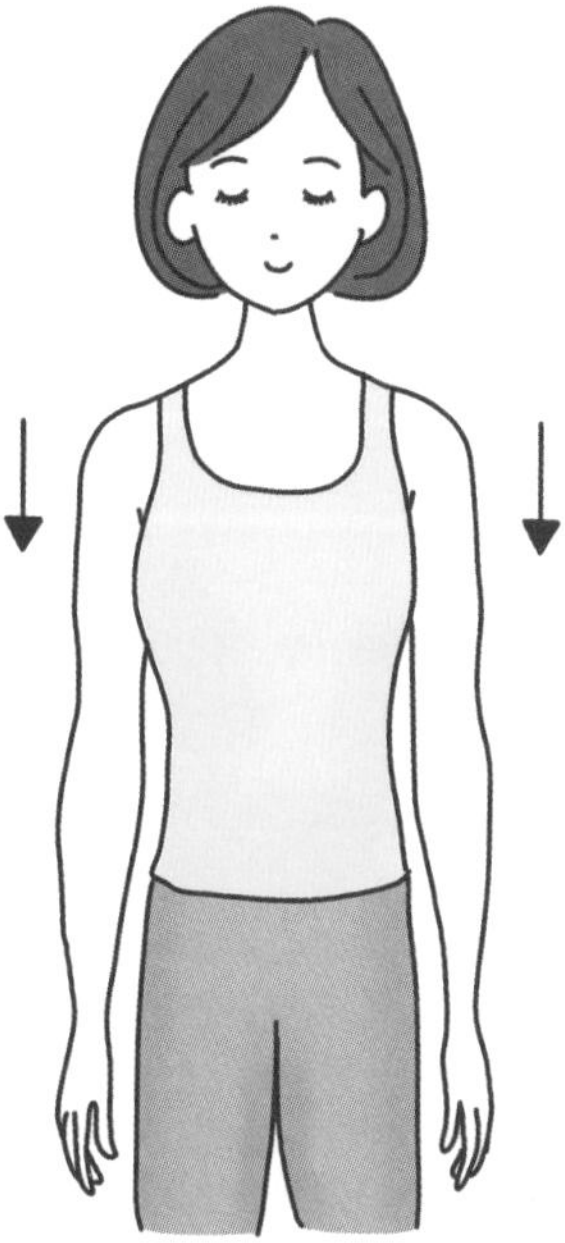

②　10秒後に肩をダランと下ろします

この動作を3回1セットで
行いましょう

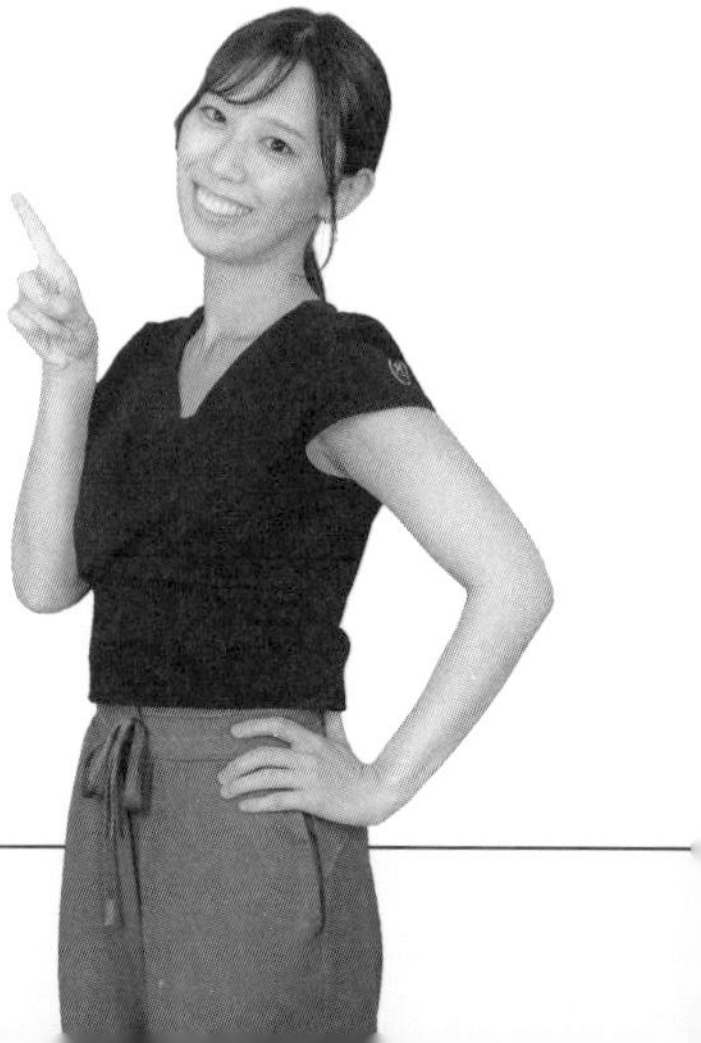

POINT
・肩を上げるときは、アゴを引くと◎
・普段から肩が下がっている姿勢を
目指しましょう

二の腕(上腕三頭筋)のストレッチ

脇を伸ばして肩こりや猫背を改善しよう

上腕三頭筋は、二の腕の内側についている筋肉です。

ストレッチで伸ばすことで、肩こり、四十肩、猫背などの解消にもつながりますよ。

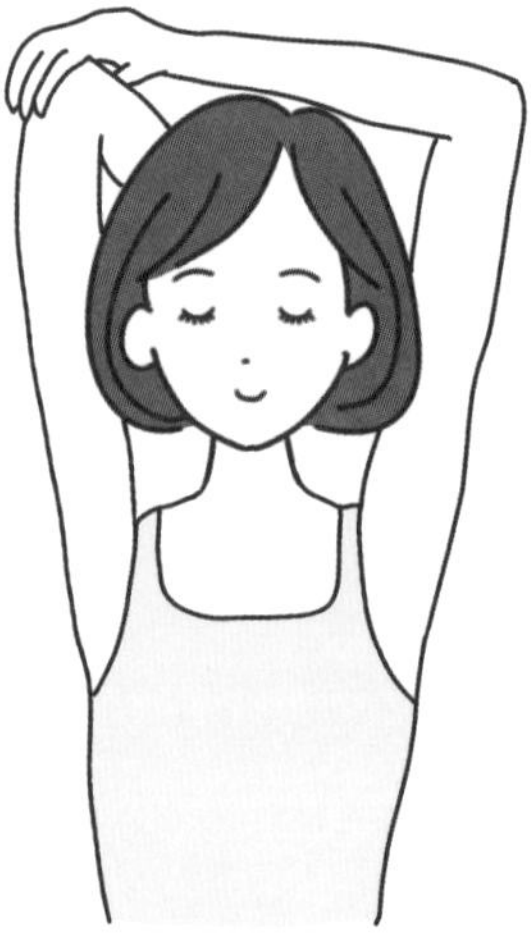

① 立った状態で右手を上に上げ、肘を曲げます
左手で、肘を持って左側に引っ張りましょう

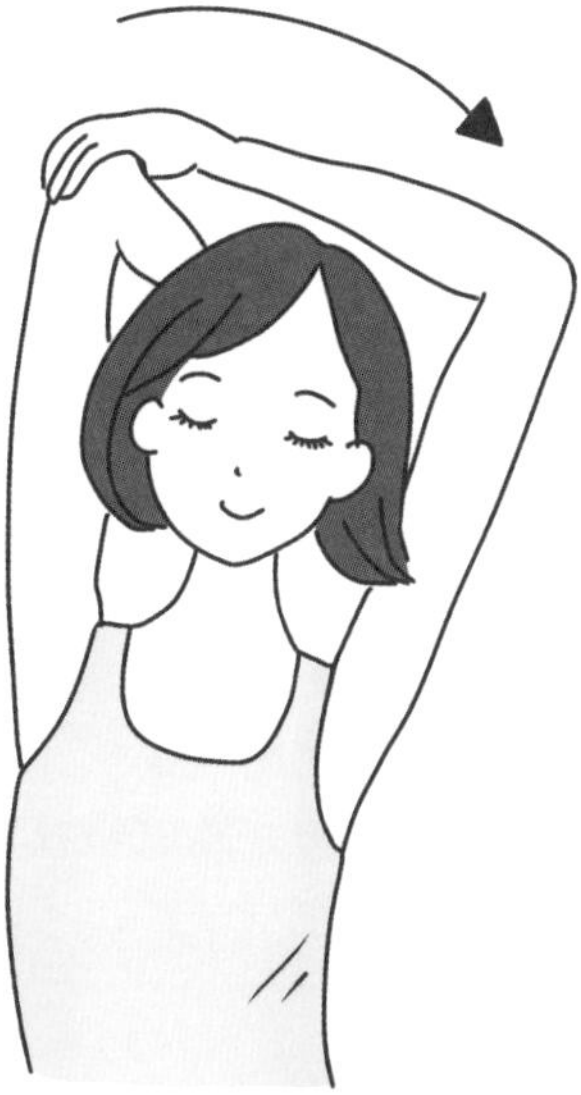

② カラダごと左に倒し、さらに二の腕を伸ばします

肘を頭の後ろに入れるように伸ばしてから、横に倒すと上腕三頭筋が伸ばしやすくなりますよ

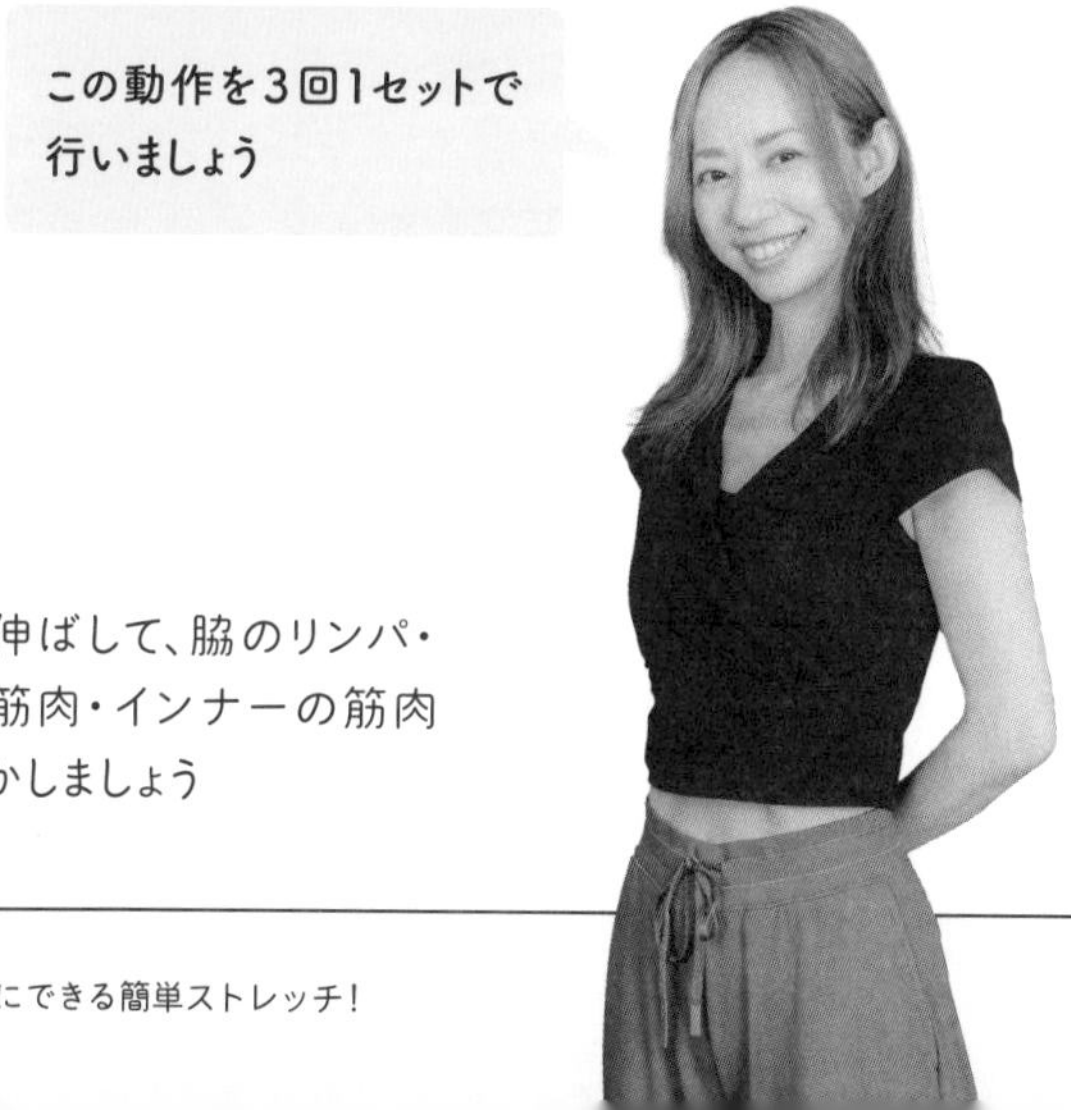

POINT 脇を伸ばして、脇のリンパ・肩の筋肉・インナーの筋肉を動かしましょう

ストレッチ❺

腕の横(三角筋)を伸ばすストレッチ

肩こりと巻き肩を解消しよう

三角筋は肩を覆う筋肉です。硬くなると、巻き肩や猫背、腕が上がりにくいといった症状が出てきます。

ストレッチで、肩こりや巻き肩を予防しましょう。

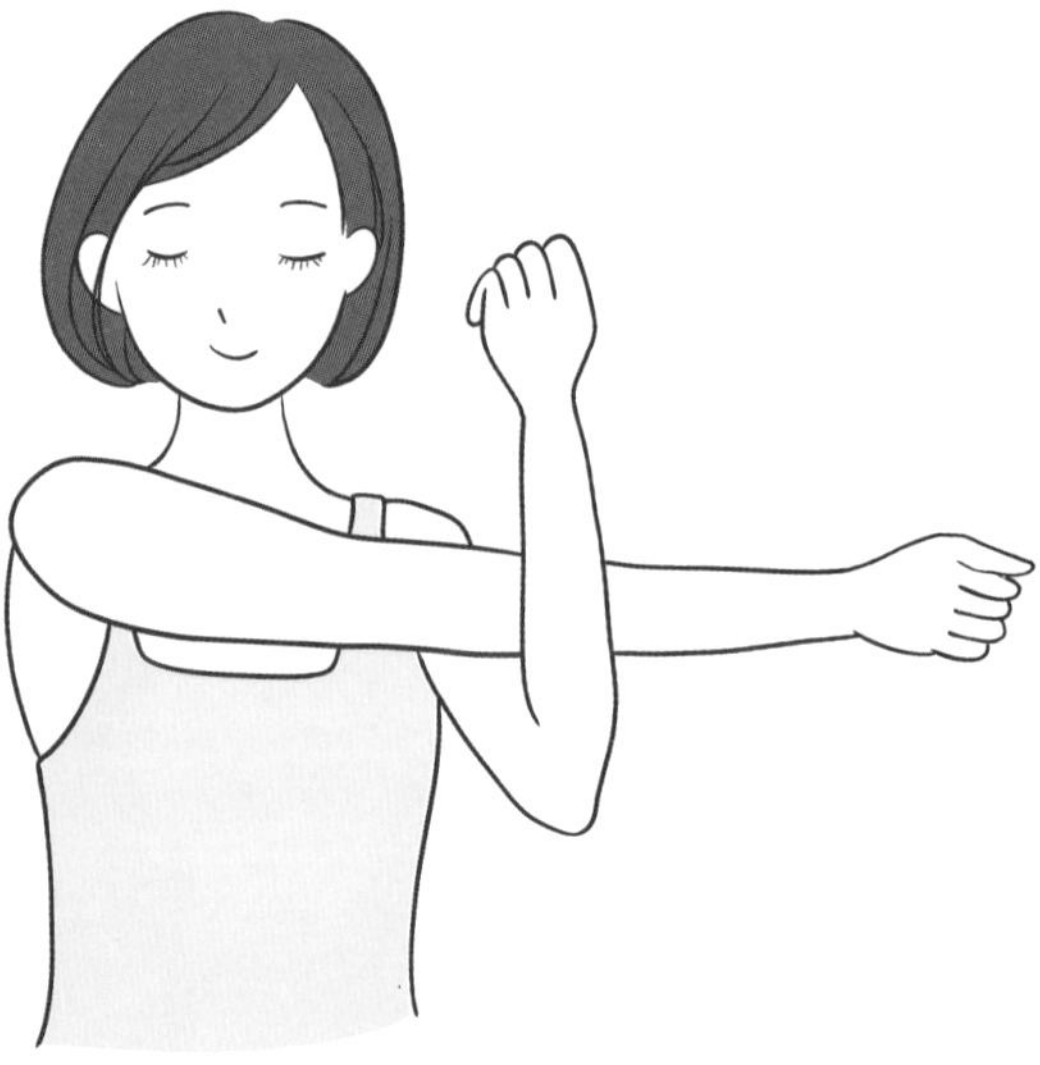

1 右手を左方向に持っていき、左腕で右肘をロックします

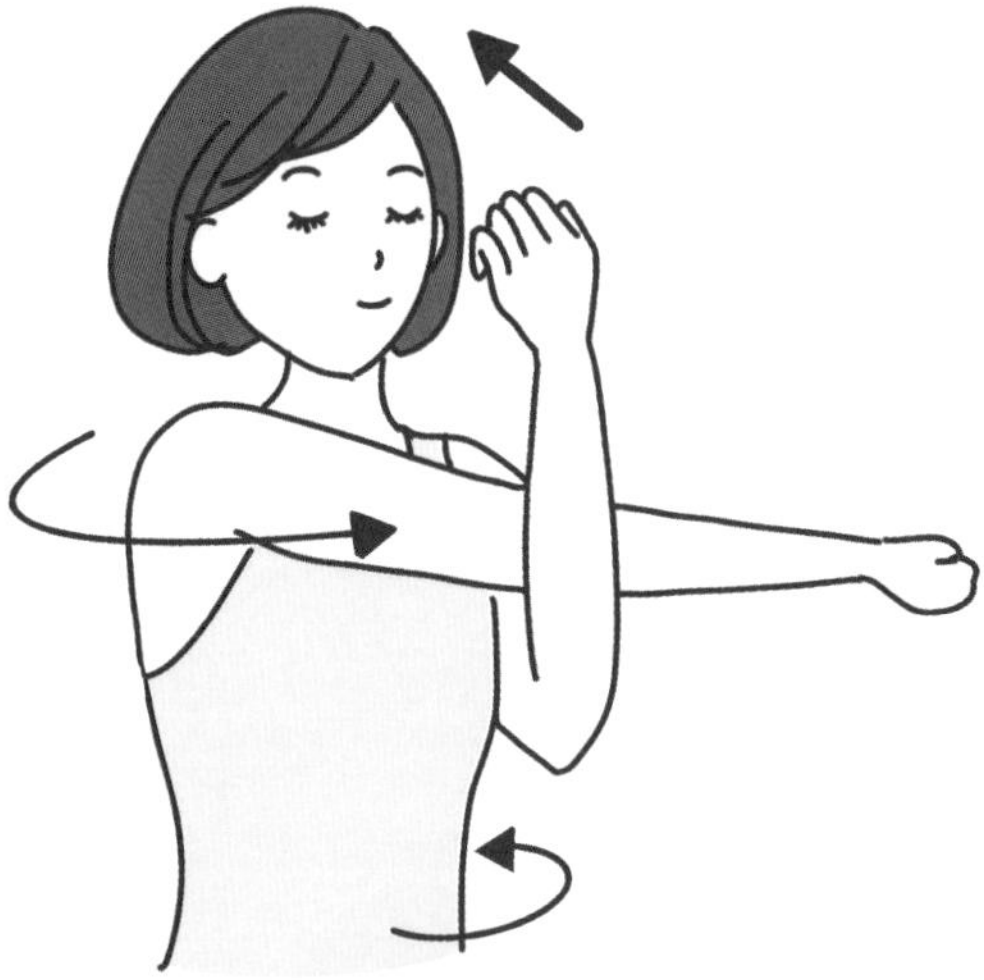

② そのまま腕を左にグーッと引き、カラダをひねって、右腕を伸ばしましょう

反対も同様に行ってください

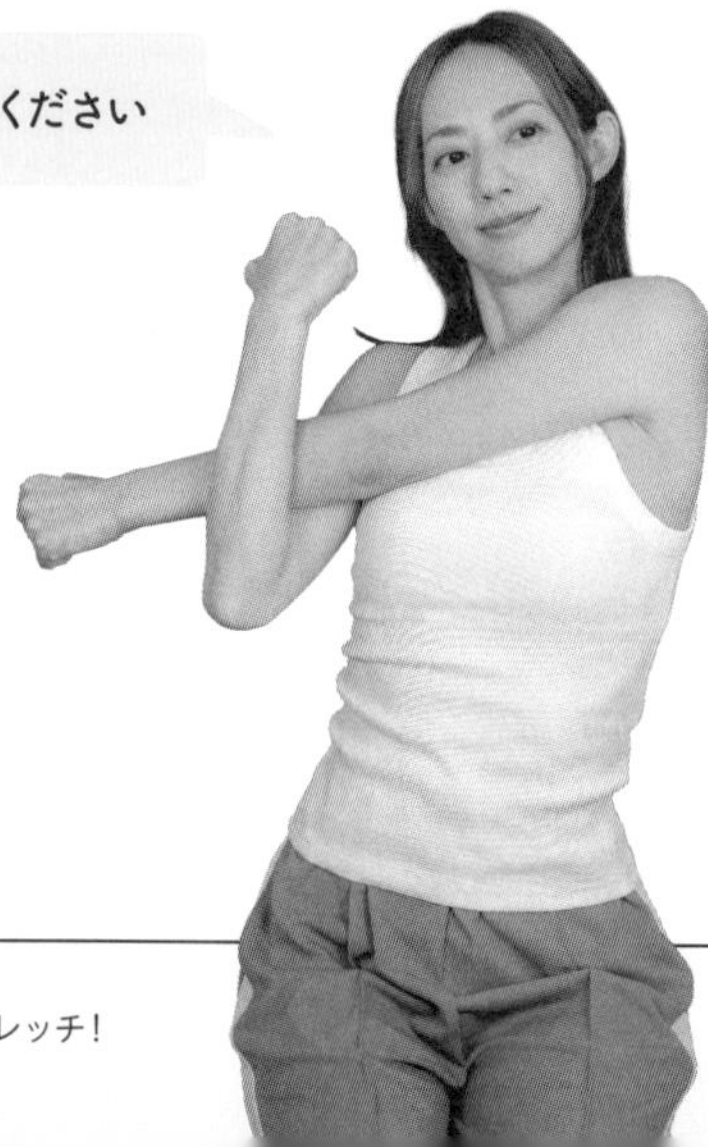

ストレッチ❻

肩甲骨を回すストレッチ

肩甲骨を回して、巻き肩を予防しよう

デスクワークをしていると、自然と巻き肩になってしまいます。

よくない形で形状記憶されないように、夜寝る前のストレッチでリセットしましょう。

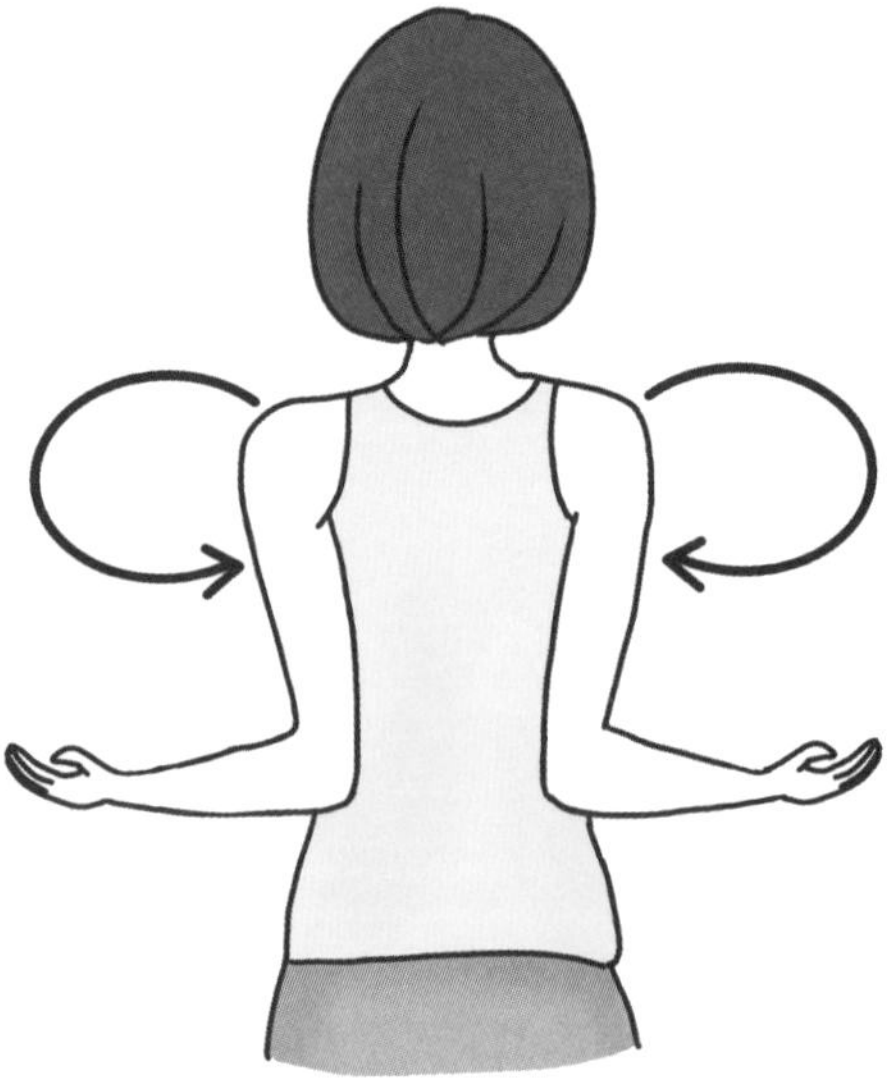

① 肩を回して後ろでキープしましょう
肩甲骨を寄せて、戻す動きを意識してください

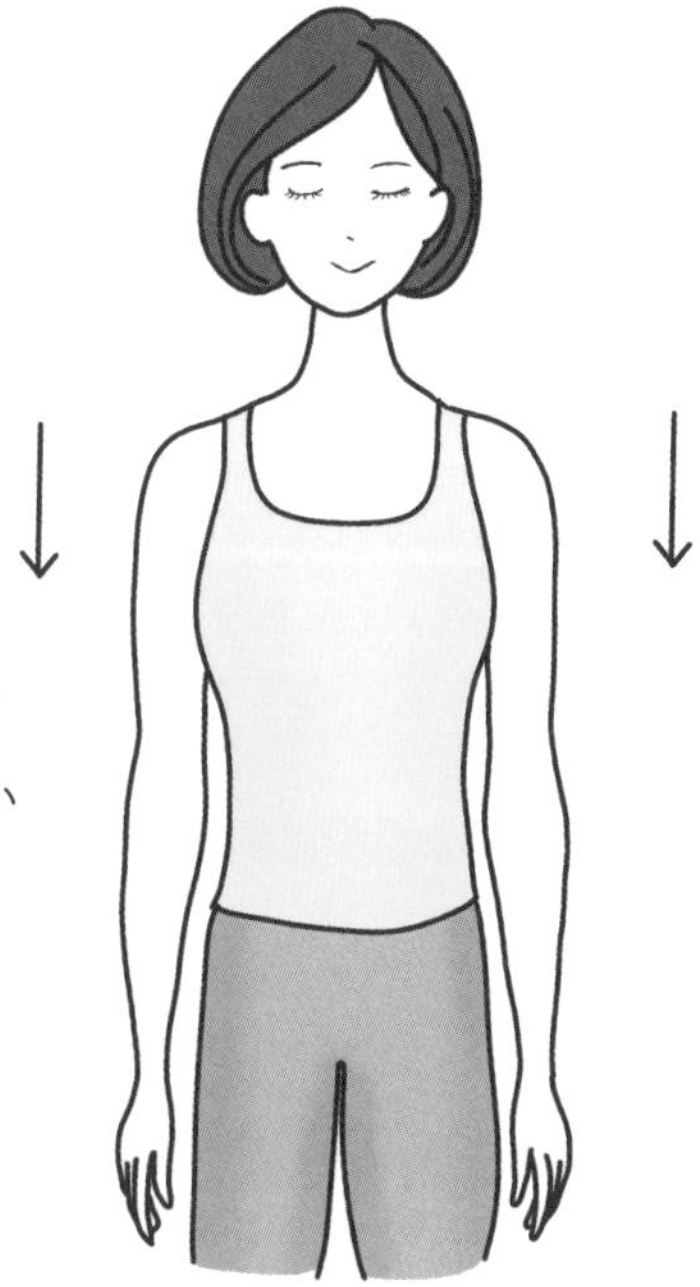

②

肩と肩甲骨をもとに戻します
10回1セットで行ってください

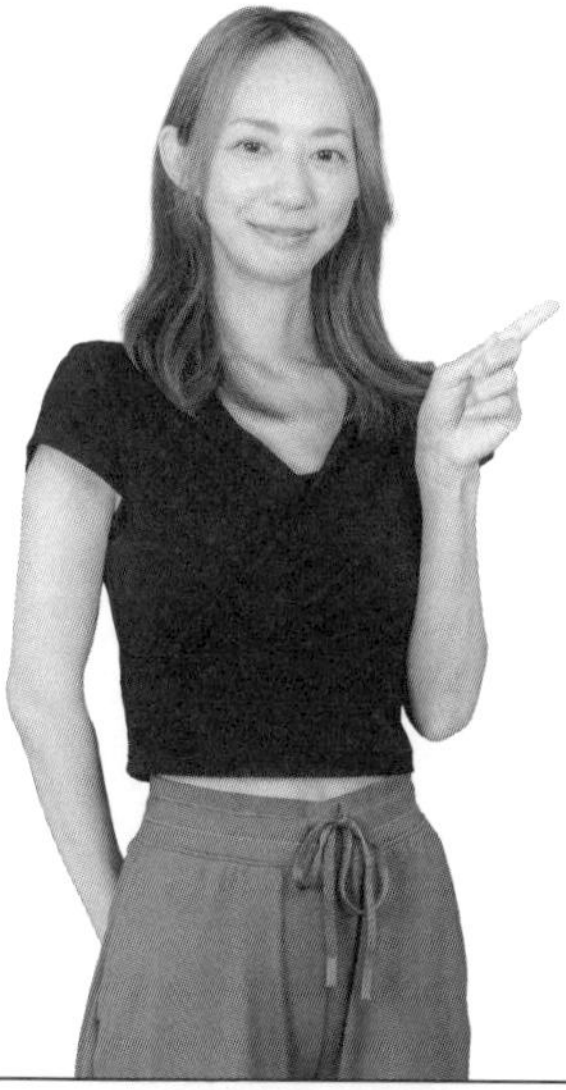

肩ではなく、肩甲骨に
意識を向けて行いましょう
行うのは後ろ回しだけで
OKです

ストレッチ❼

目のまわり（皺眉筋《すうびきん》）のストレッチ

目の疲労やむくみを解消しよう

目のストレッチは、目の疲労・首肩のこり解消にもつながります。また、顔がむくんでいるときにも効果的です。目元がスッキリすると顔の印象もアップしますよ。

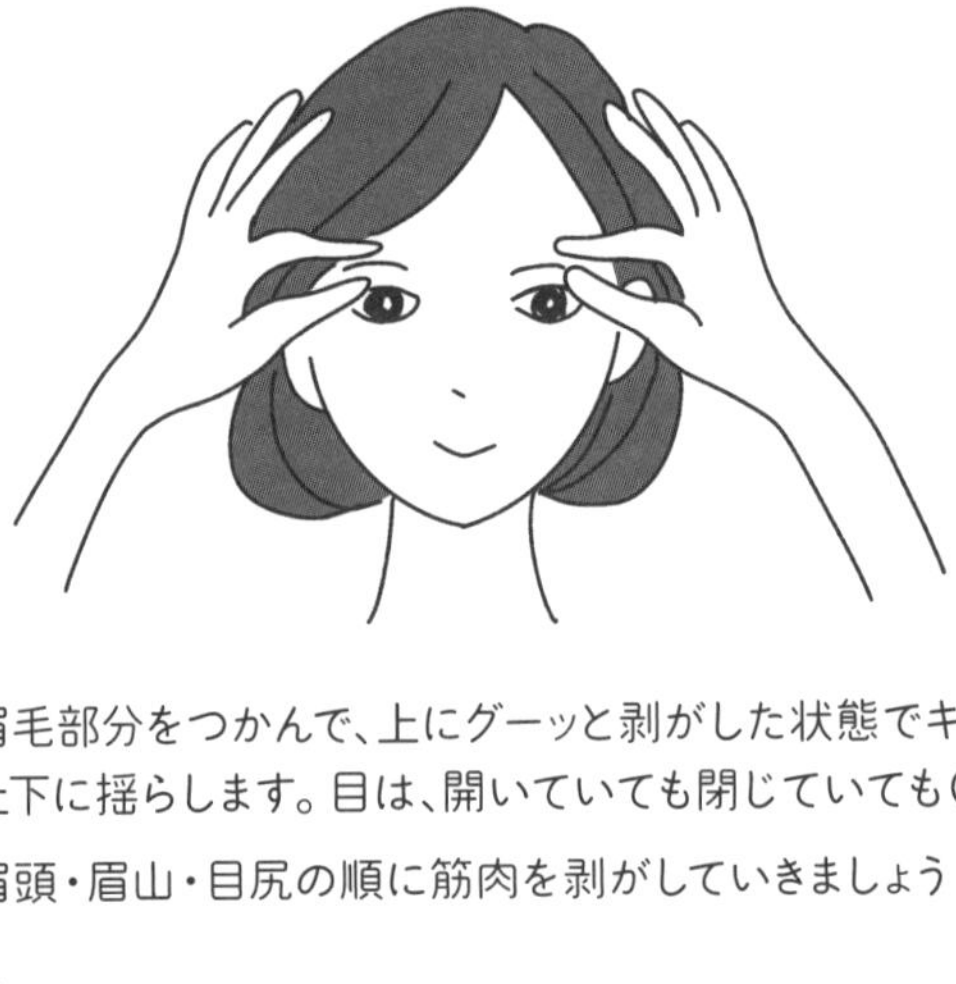

1. 眉毛部分をつかんで、上にグーッと剥がした状態でキープし、上下に揺らします。目は、開いていても閉じていてもＯＫです

眉頭・眉山・目尻の順に筋肉を剥がしていきましょう

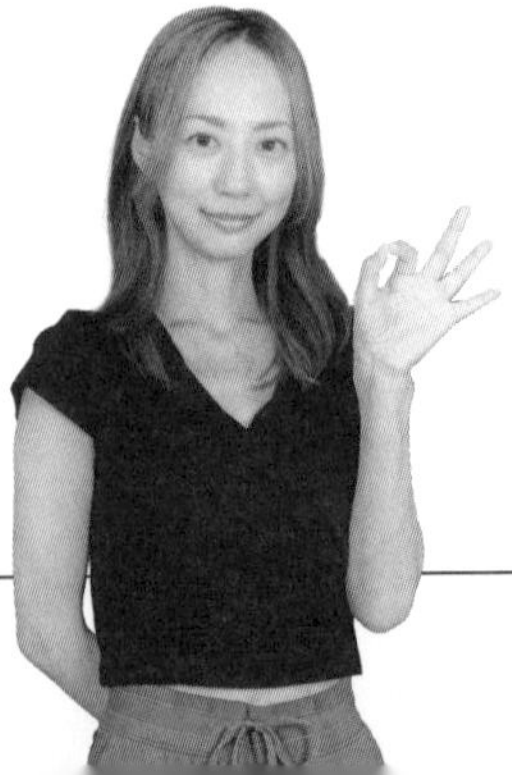

❶は、硬さによっては、上下左右に揺らすと◎

②

目頭と眉頭の間に中指を置いて、
10秒ほど軽めに押しましょう

目の真ん中、黒目の少し上の筋肉を
軽く上に向かってほぐしていきます

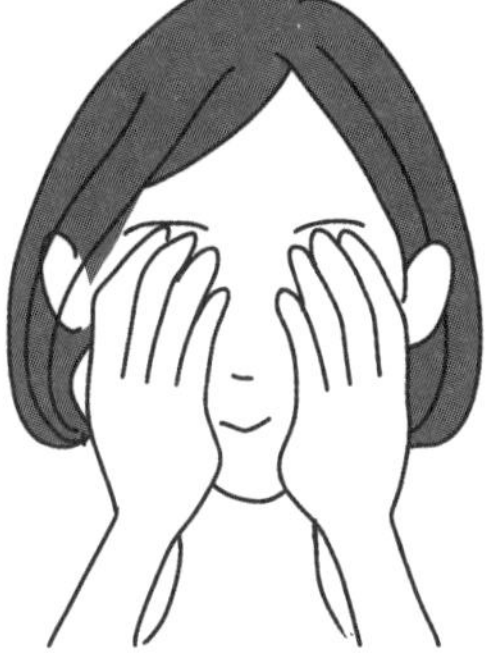

③

最後に、目尻とこめかみの間を少し
上に押し、こめかみを押します

それぞれ、目安5秒ずつ行いましょう

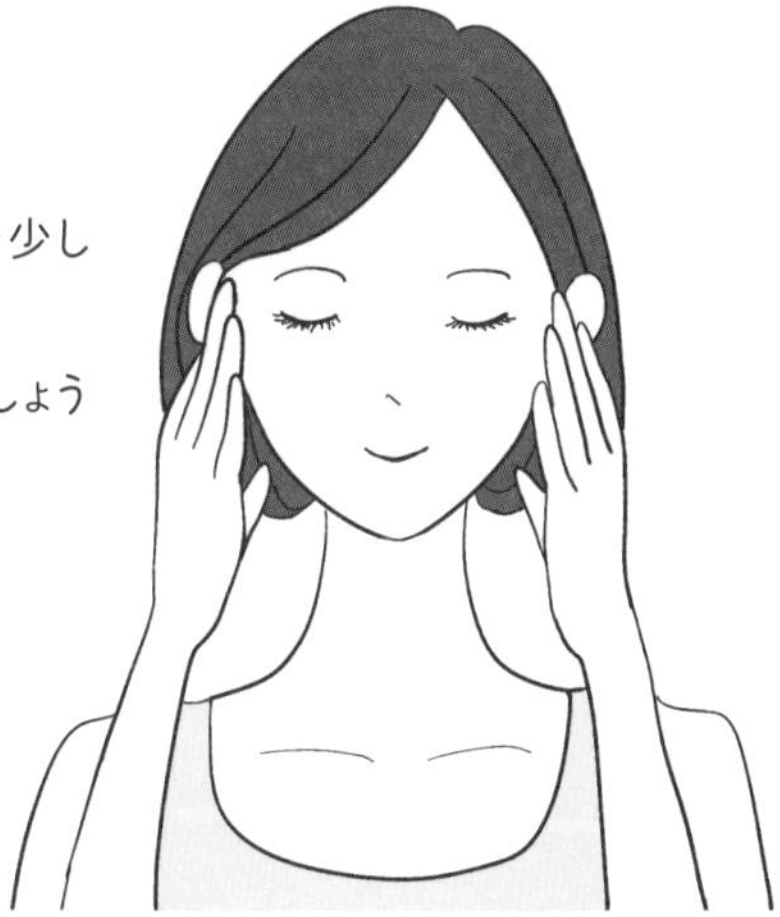

POINT 押す場所が明確にわからない人や硬くて痛みを感じる人は、2本指で円をくるくる描くように、ほぐしてくださいね

ストレッチ❽

耳まわり（上耳介筋・後耳介筋・側頭筋）のストレッチ

耳のケアで頭もスッキリ！

耳まわりの血流がよくなると、側頭筋やこめかみの筋肉もゆるみ、くいしばりや頭痛の予防につながります。耳のストレッチは痛みを感じる人も多いのですが、頭まわりがスッキリするので、デスクワークなどの合間にぜひ試してみてください。

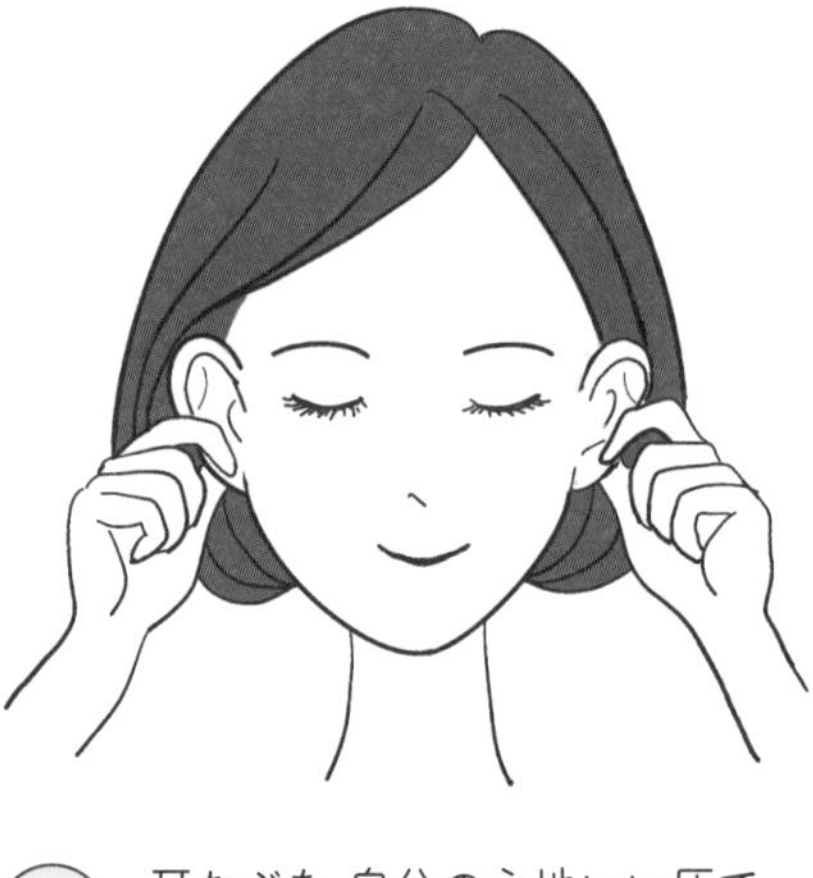

1 耳たぶを、自分の心地いい圧で下に引っ張りましょう

②

耳の真ん中あたりを真横に引っ張り、後ろにくるくる回します

口を軽く開けると、くいしばりの緩和に◎

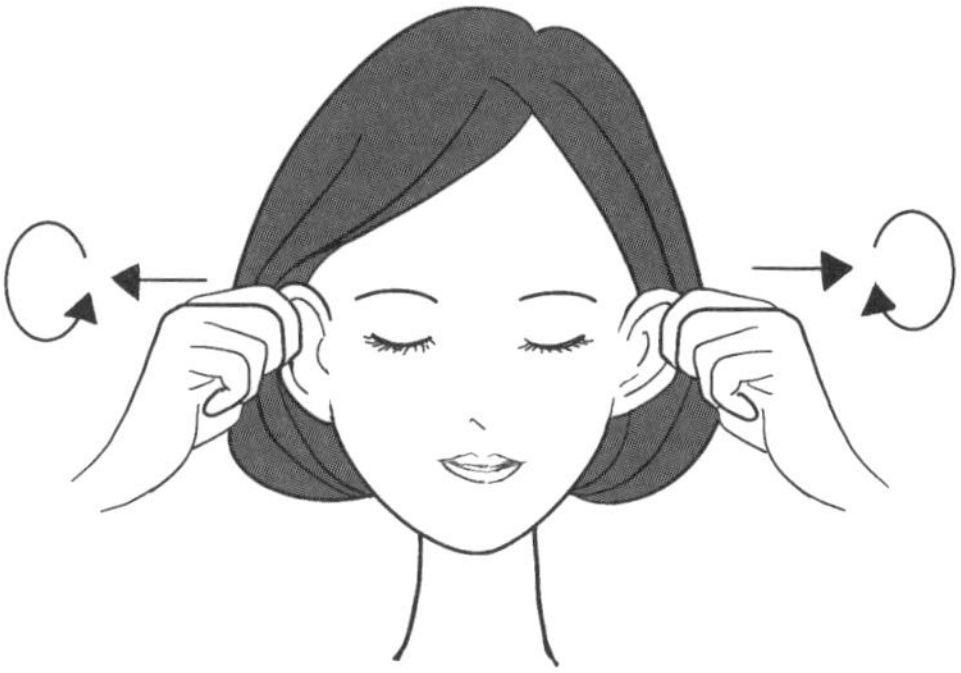

③

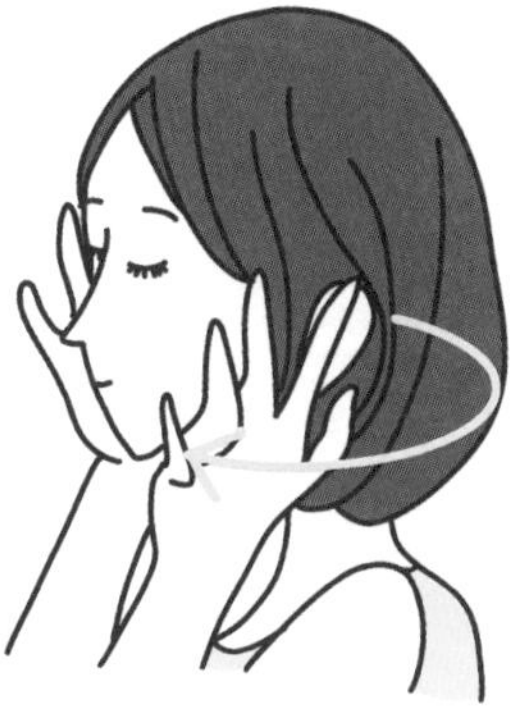

耳の真後ろの付け根部分を持って、耳を後ろから押し上げるように前に持っていきます（耳をたたむイメージ）

根元から動かすことで、深くアプローチできますよ

こんな人におすすめ

- **低気圧頭痛がある人**
- **くいしばりがある人**
- **耳閉感のある人**

マスクやイヤホンをよく使用する人も、耳まわりが硬くなりやすいのでおすすめです

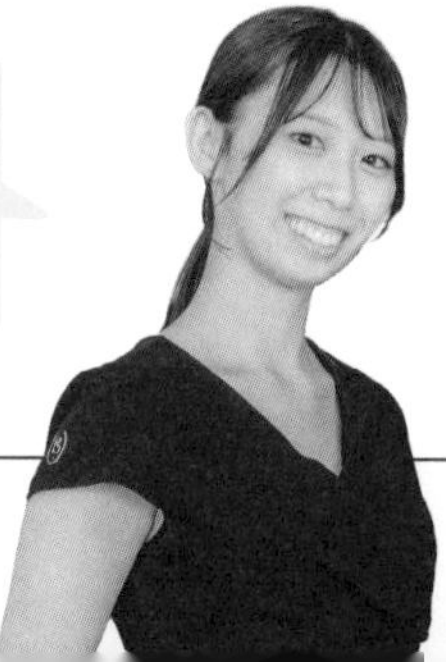

スキマ時間を活用して
ストレッチを取り入れよう

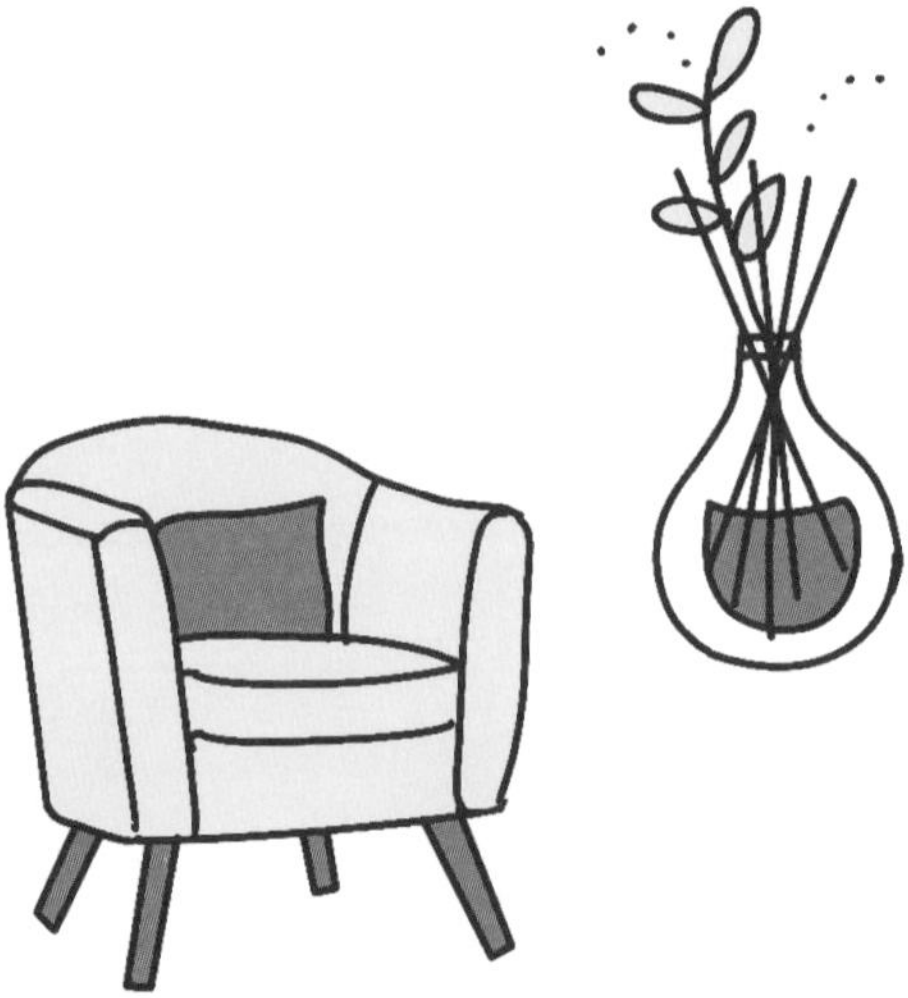

4章
家でもゆったり
ストレッチをしよう!

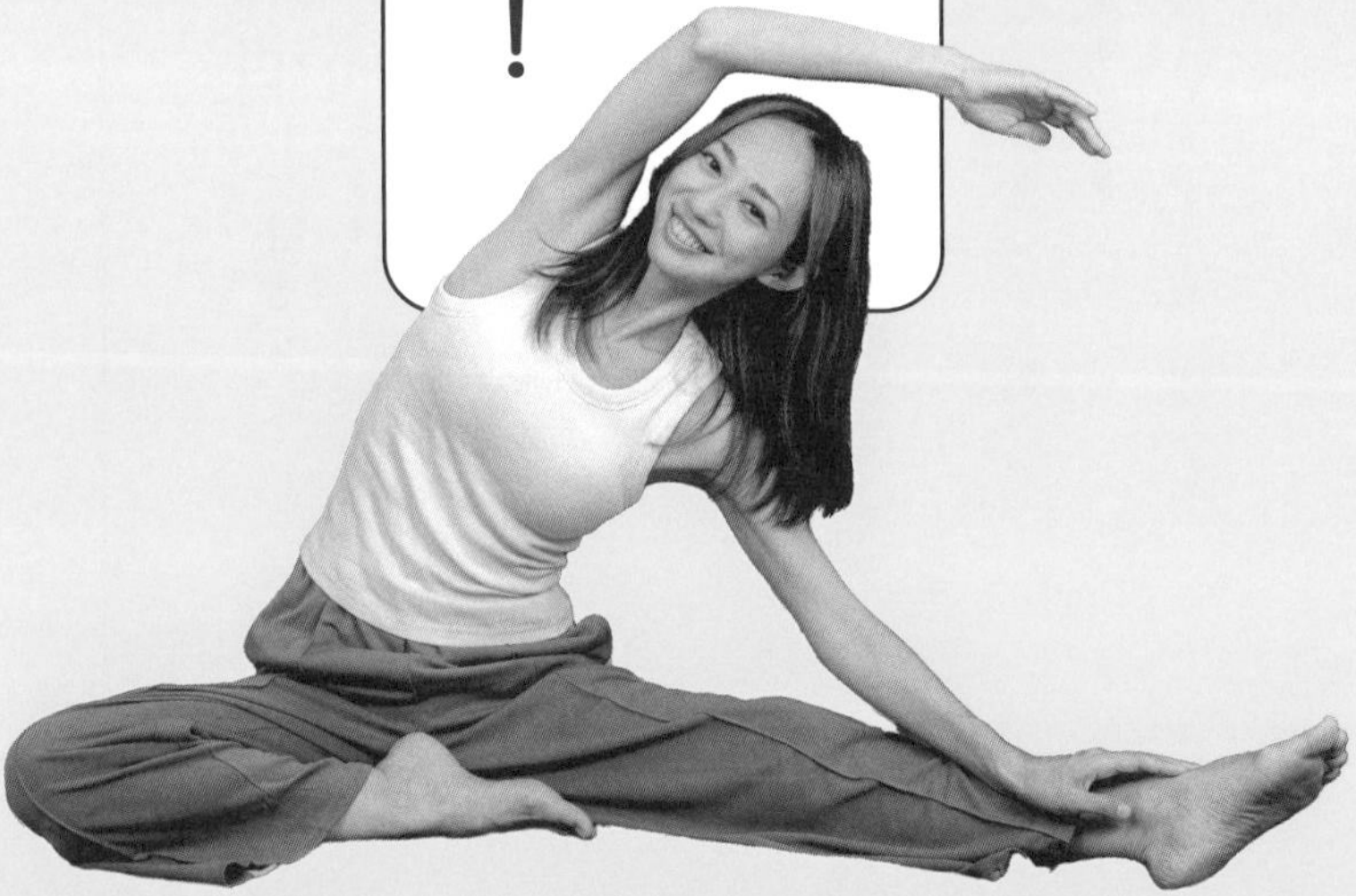

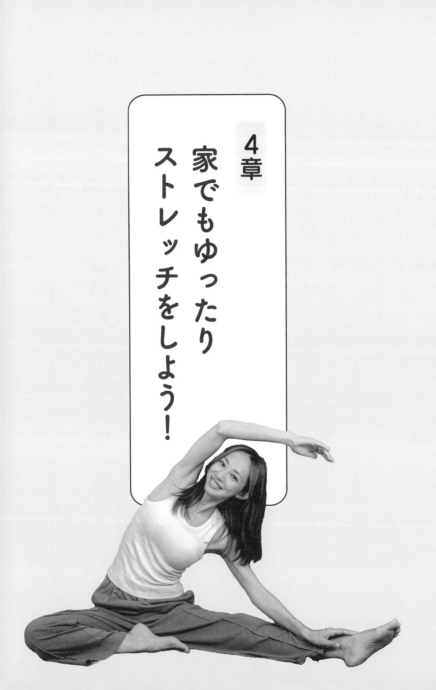

朝晩のストレッチでむくみを解消しよう

カラダの巡りをよくする

ストレッチでカラダのむくみをとりやすい部位は、全部で4ヵ所あります。それは、足裏、股関節、首、鎖骨まわりです。

夜寝る前と朝起き上がる前に、家でゆったりストレッチをしたり、ちょっと動かすようなケアをしてあげると、カラダの巡りがよくなるのでおすすめです。

ストレッチは、ご自身が「痛気持ちいい」と感じる強さがベストです。強い痛みや不快な痛みを感じる場合は無理に行わないようにしましょう。

朝晩にストレッチを取り入れよう

・朝のストレッチ

寝ているときは、長時間同じ姿勢をとっているので、カラダに負担がかかっています。寝返りを打たない人は、よりガチガチになりやすいので、ストレッチで一度カラダをほぐしてから起き上がって活動しましょう。

ベッドのなかで軽く腰を曲げ、足を回すストレッチで、血行をよくしてあげるとラクに起きることができますよ。

・夜のストレッチ

寝る前に筋トレをすると、交感神経が優位になってしまうのでNGです。

リラックスモードで静かに睡眠に入っていけるように、ナイトヨガやストレッチを行うと、睡眠の質が上がりますよ。

眠る前に呼吸を落ち着かせて、頭や呼吸などトーンも抑えて、心身ともにリラックスした状態で寝ると、翌朝カラダがスッキリしてラクに起きられるようになるはずです。

まずは、方法にとらわれず、自分でカラダを動かすところから始めましょう。

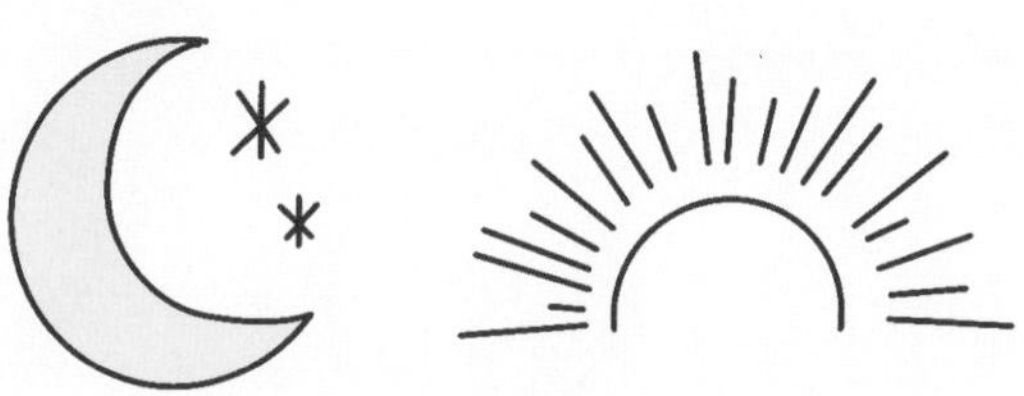

ストレッチアイテムを活用しよう

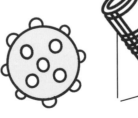

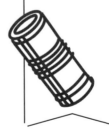

ストレッチポールやマッサージボールは効果があるの？

ストレッチには、さまざまなアイテムも販売されています。

実際に、筋膜リリースやマッサージの効果も大きいので、興味のある方にはおすすめです。

ここでは、代表的なものをご紹介しましょう。

・筋膜ローラー

筋膜ローラーを使うと、筋膜の癒着が剥がれます。これを俗に筋膜リリースといいます。1日働いてシワになったシャツを、伸ばすようなイメージで使いましょう。

・マッサージボール

マッサージボールで、トリガーポイント（P．128）を1分グリグリするだけで、カラダをほぐす効果があります。

指で押すときとは、また違う気持ちよさがあるのでおすすめです。

ボールはゴルフボールやテニスボールなどなんでもいいのですが、一番はマッサージ用にできているマッサージボールです。

ほどよい硬さがあり、カラダに当てても痛くないので、ひざ裏などリンパが詰まりやすいところに当てて使いましょう。

アイテムを使うことで、指よりも効率よくカラダをケアできるので、試してみてください。

セルフケアは背中から始めよう

プロは背中を見れば不調がわかる

ここからは、自宅でセルフケアに使えるストレッチの動きをご紹介していきます。

不調が出やすい部位は人によって異なりますが、お悩みとして圧倒的に多いのが、「首・肩・腰」の3ヵ所です。

ですから、ストレッチも首・肩・腰を中心に行うと、カラダがラクになりますよ。

まずは背中を動かし、全身をゆるめる準備運動から始めましょう。

気になるところから
カラダをゆるめよう！

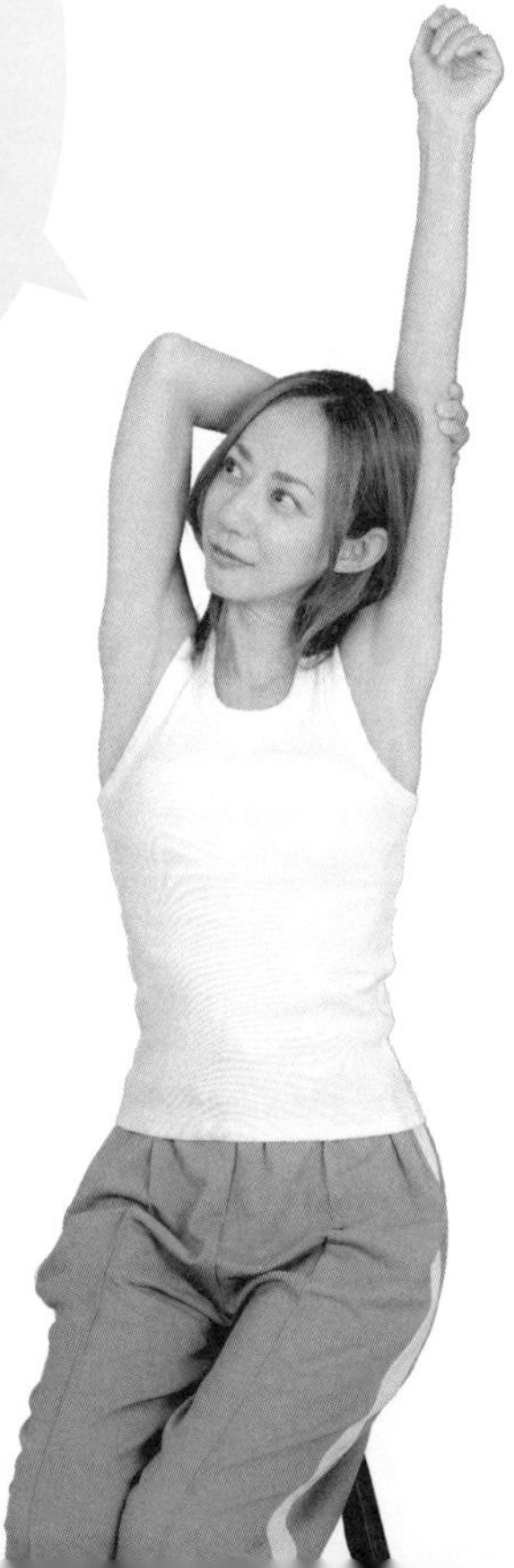

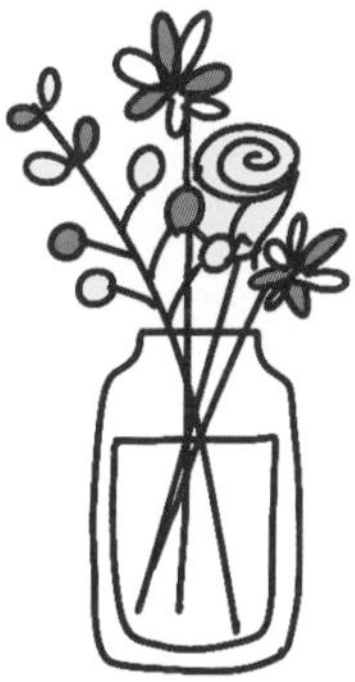

背中のストレッチ

背中の筋肉をゆるめよう

背中のストレッチは、ヨガのキャットのポーズを取り入れた動きです。

猫のような動きで、背中を伸ばしていきましょう。

背骨全体を動かすことで、自律神経のバランスを整えやすくなりますよ。

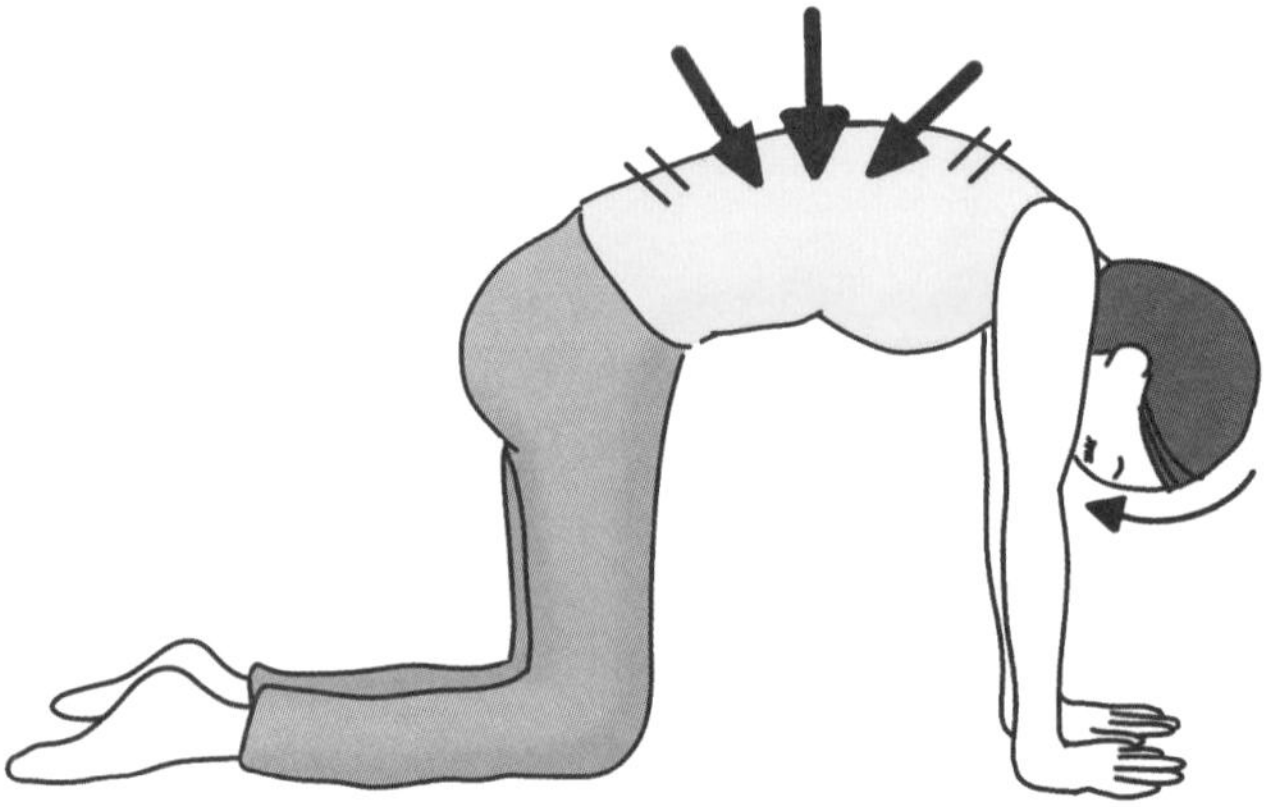

① 四つ這いになり、息を吸いながら、頭をなかに入れるように背中を丸めます

腰から首までつながっている小さい背骨を、ひとつずつ丁寧に丸めていくイメージで行いましょう

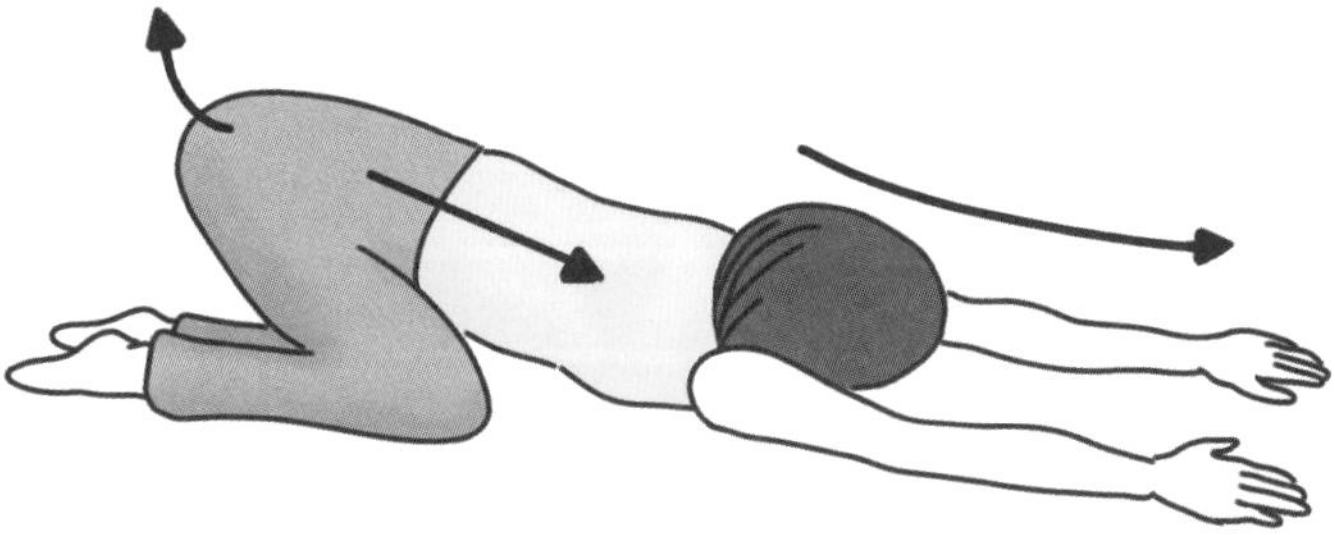

2　次に、手を前について息を吐きながら頭を下げ、背中をしならせます

腕が耳横にくるまで、背中を伸ばしてください

それぞれ10秒間・3回を
1セットで行いましょう

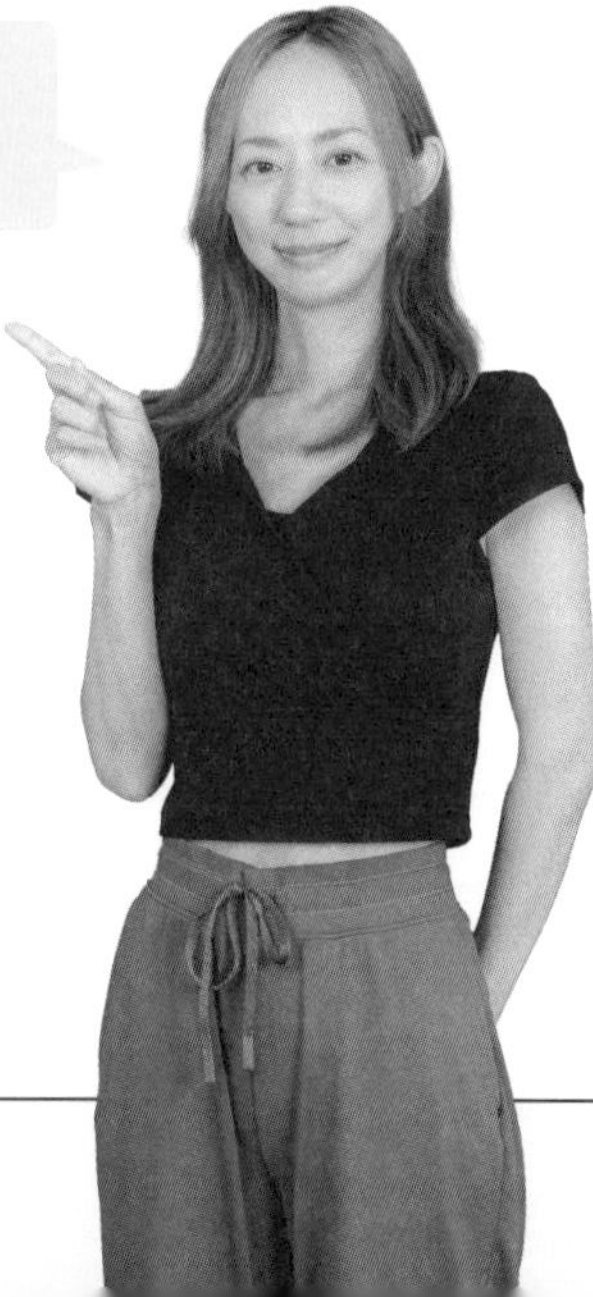

ストレッチ❷

全身に血液を巡らせるストレッチ

硬くなったカラダを伸ばして姿勢をよくしよう

このストレッチはカラダの硬い部分が伸びるので、人により伸びる部分が違います。

硬い筋肉を伸ばして全身に血を巡らせましょう。

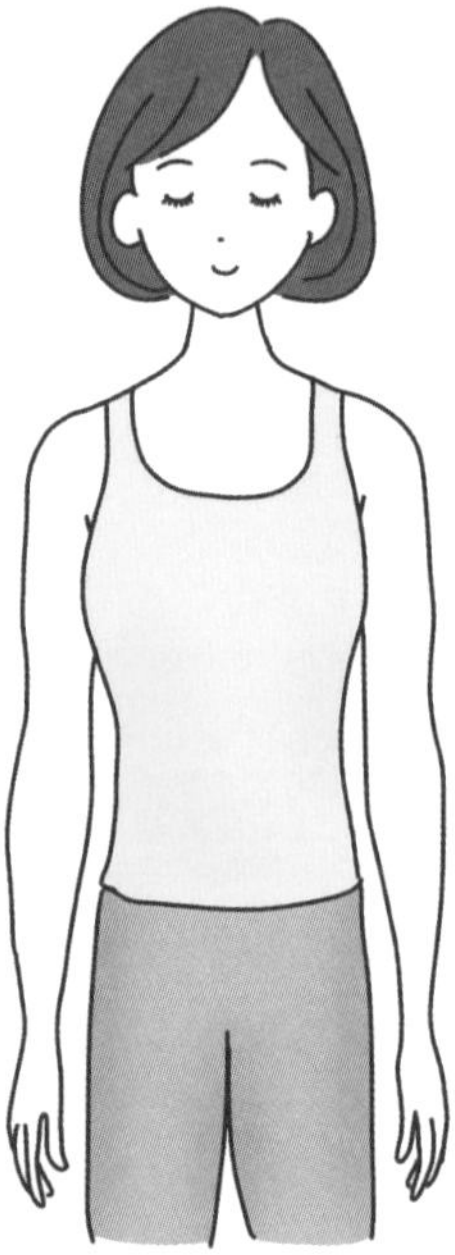

1 足を肩幅より少し広めに開いて立ちましょう

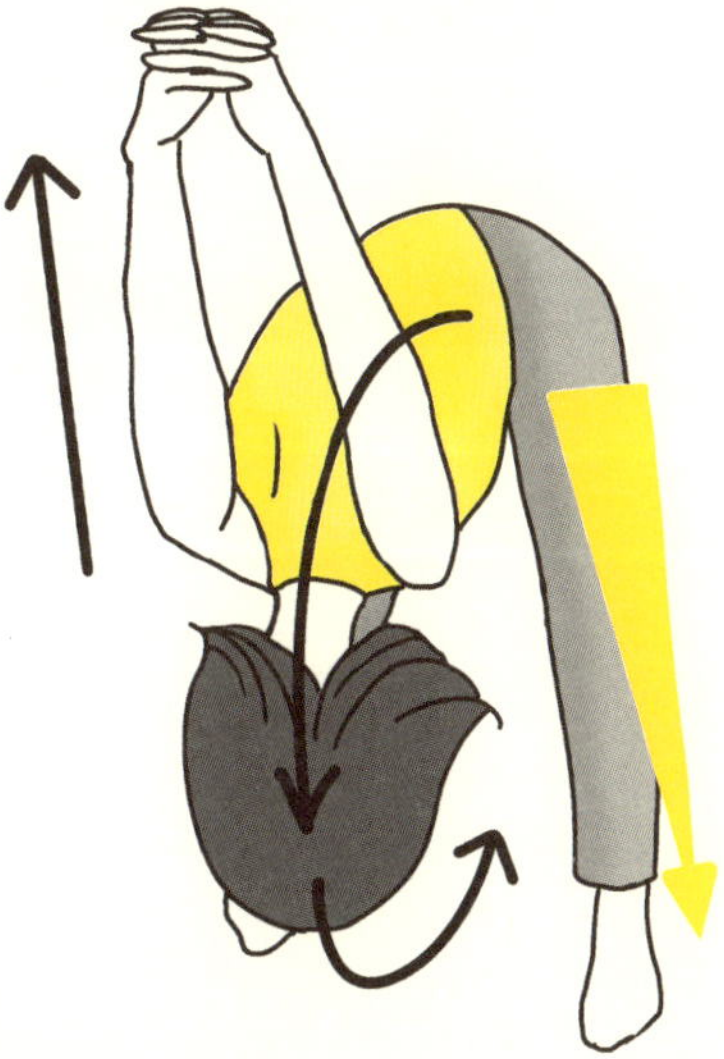

2 両手を後ろで組んで、10秒間カラダを前に倒します
腕は肩甲骨を寄せるようなイメージで天井側に伸ばし、首は下向きに丸めます

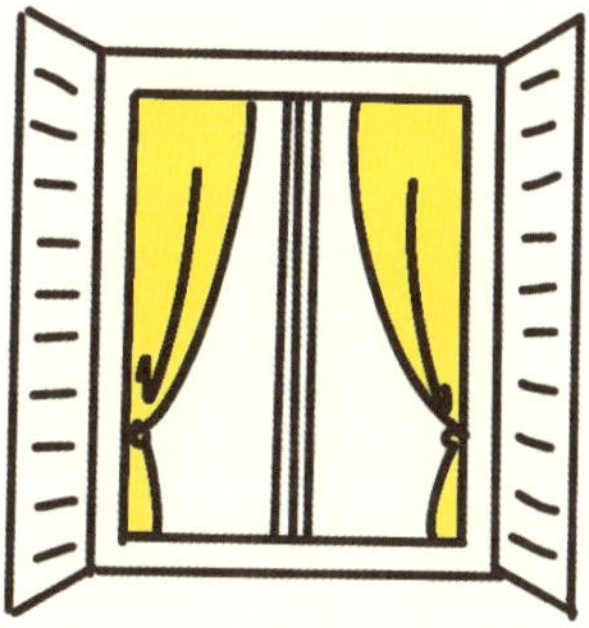

POINT 反動をつけて無理に行うと筋繊維を痛めてしまいます
できる範囲のところで止めて、軽くゆらしながら伸ばしていきましょう

首の前面（広頸筋）のストレッチ

二重アゴの予防におすすめ！

首の前側のストレッチも行いましょう。

デスクワークが多い人は、アゴが前に出やすくなり、くいしばりが強いとアゴを引いてしまいます。耳の横からアゴのラインの筋肉をストレッチでゆるめると、二重アゴの防止や姿勢の改善につながりますよ。

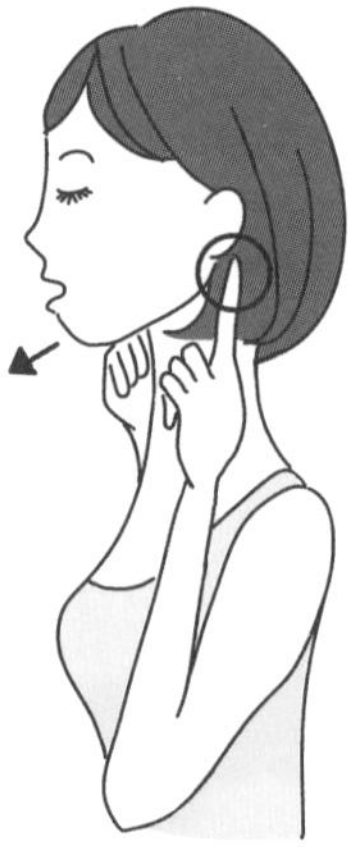

①耳たぶの後ろのくぼみに指を当てて、軽く口を開け、10秒ほど押しましょう

下アゴをしゃくれさせると、より奥の筋肉をほぐすことができます

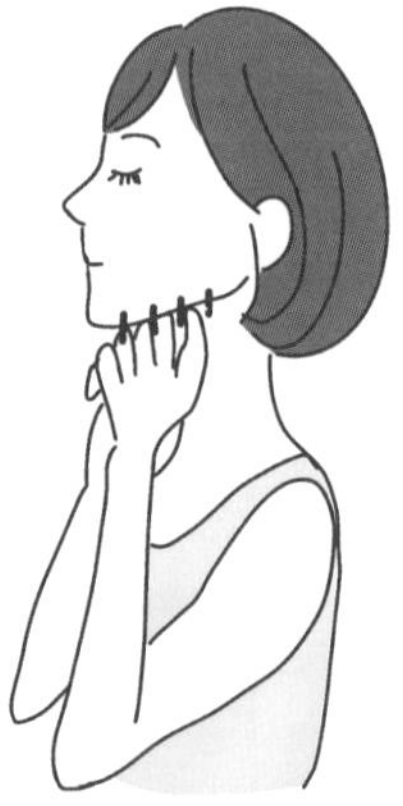

②次は、アゴをもとに戻し、下アゴのラインの筋肉を親指などでやさしくほぐしてください

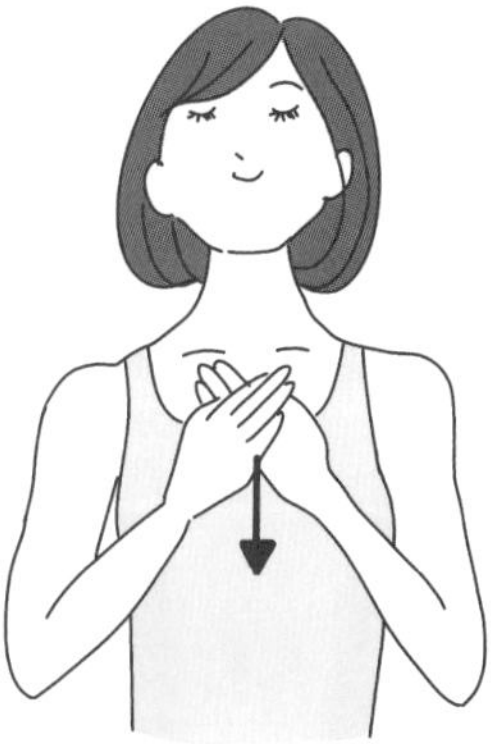

3 鎖骨の内側を手のひらで押さえて、軽く下げましょう

そのままゆっくり上を向き、5秒間、首の前側を伸ばします

可能なら、上を向きながら舌を天井のほうに出しましょう

こんな人におすすめ

- 二重アゴが気になる人
- リンパが詰まっている人
- 耳鳴りがしたり、耳に閉塞感があったりする人
- くいしばりが強い、筋緊張性頭痛の人

メイクアップアーティストも、メイク前にこのストレッチを取り入れているんですよ

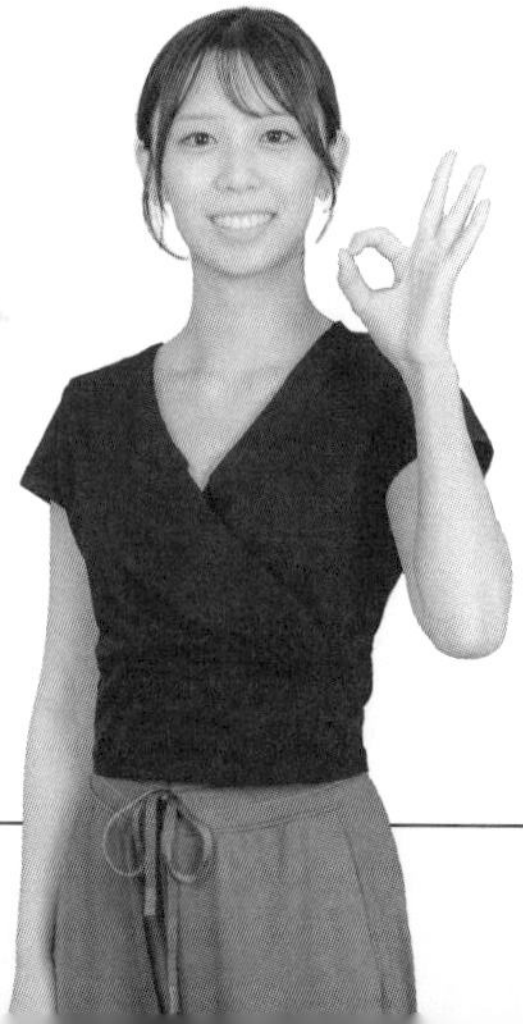

ストレッチ❹

肩甲骨を寄せるストレッチ

肩甲骨を動かして痩せやすいカラダになろう

肩甲骨の間には、「褐色脂肪細胞」という痩せやすい細胞が集まっているのですが、普段はあまり動かされていない部位のため、多くの人が凝り固まってしまっているのです。肩甲骨の間の筋肉を使うことで、カラダを活性化させ、ゆるめていきましょう。

ここでは、代謝アップに効果的なストレッチをご紹介します。ラクに呼吸をし、タオルを使って行ってみてくださいね。

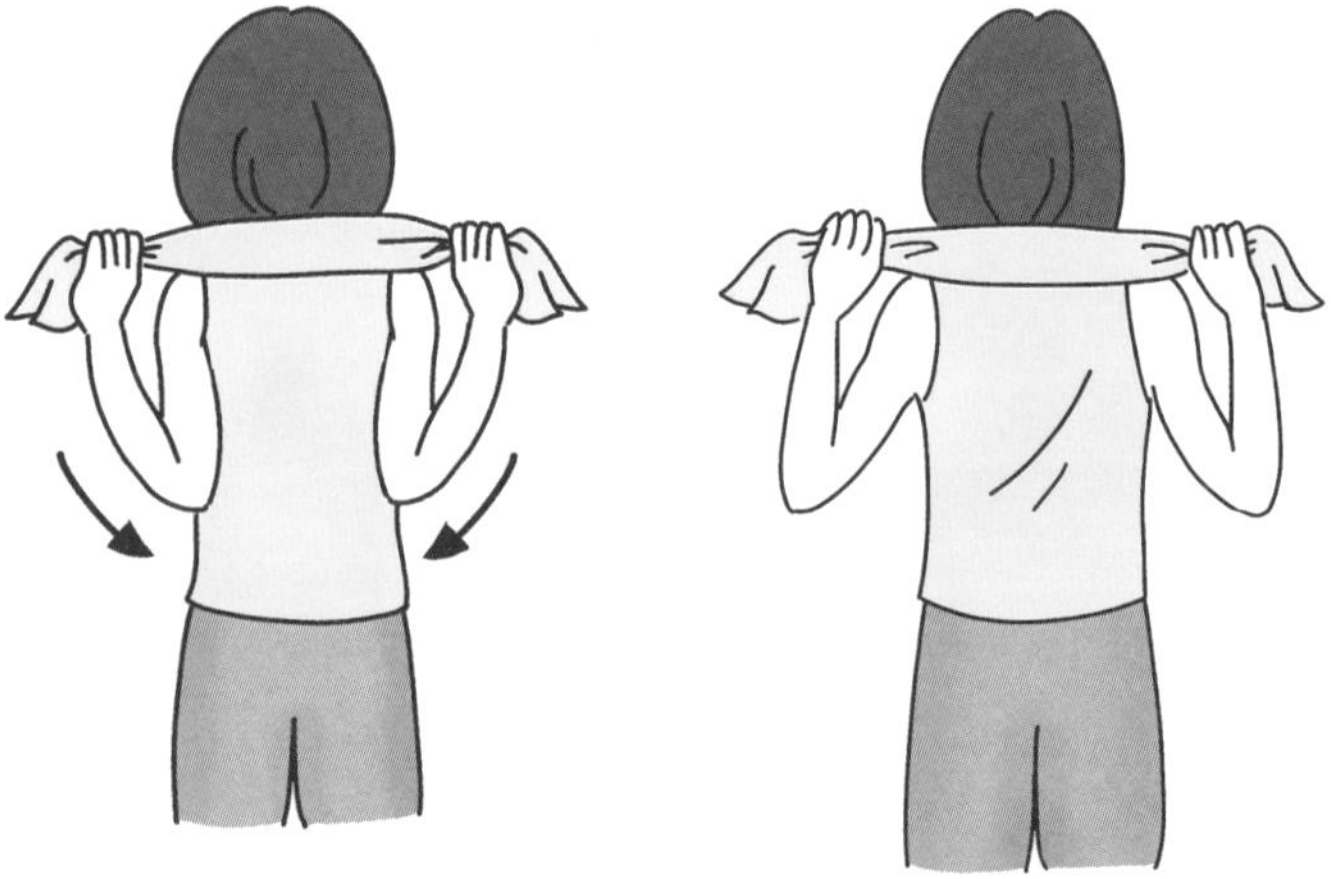

① 両手でタオルを持って、頭の後ろに回しましょう

② できるだけ肘を寄せます

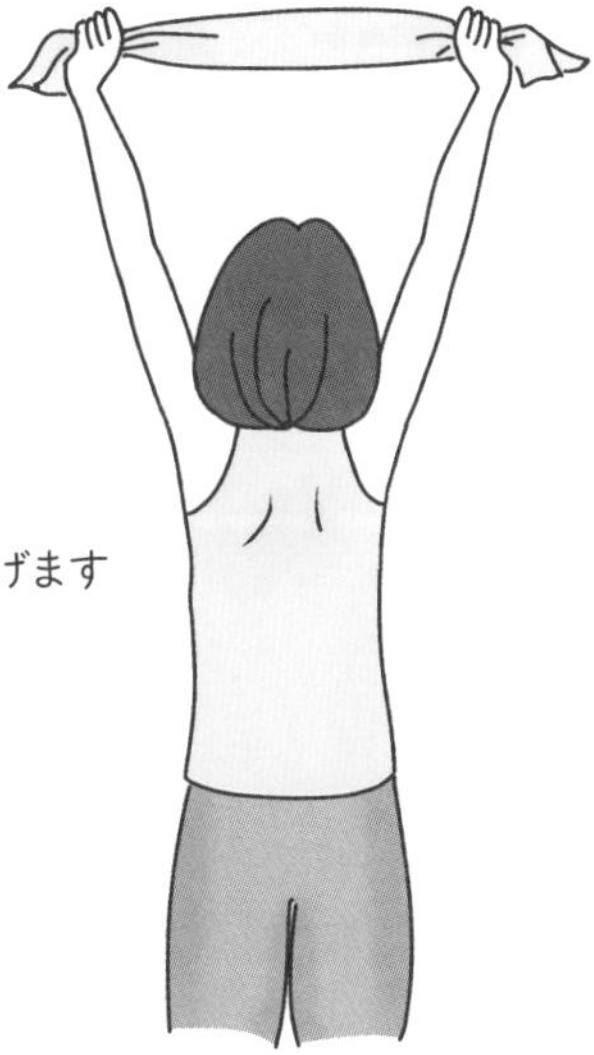

3

腕を上に上げます

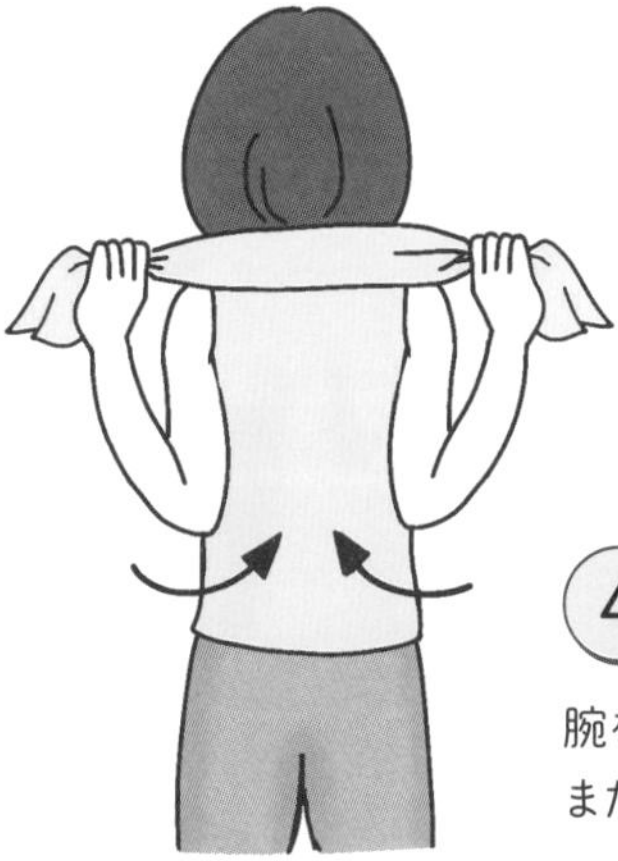

4

腕を下げて、
また両肘を寄せてください

腕の上げ下げを10回1セット
できる人は、間を置いて2セット行いましょう

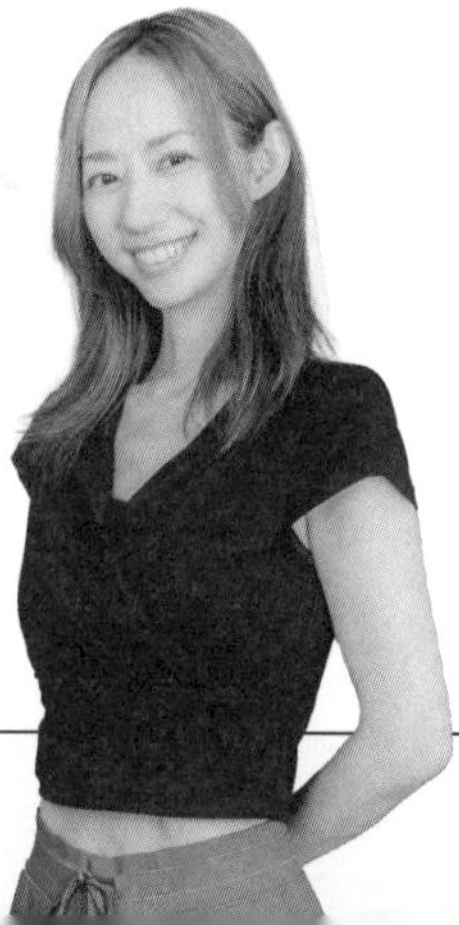

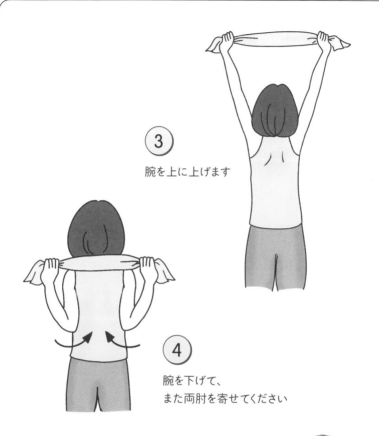

POINT 横から見たときに、
顔が前に出すぎないように気をつけて！

寝ながら肩甲骨を回すストレッチ

横になって肩甲骨をさらに動かそう

ここでは、寝転がってできる肩甲骨ストレッチをご紹介します。肩を外に開く動きをすることで、肩甲骨が前に倒れている状態をよくしていきましょう。

1 まず、横向きに寝ます

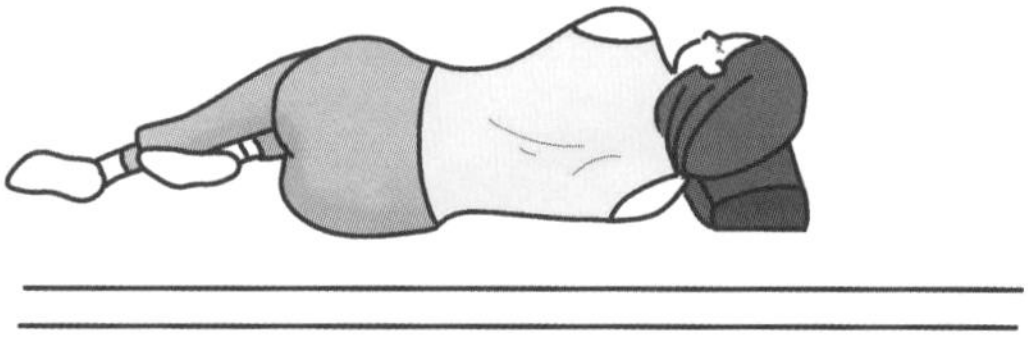

2 はじめに、腕を回しながら自分で頭の上まで持っていきます
頭の上までは手の小指側が上です

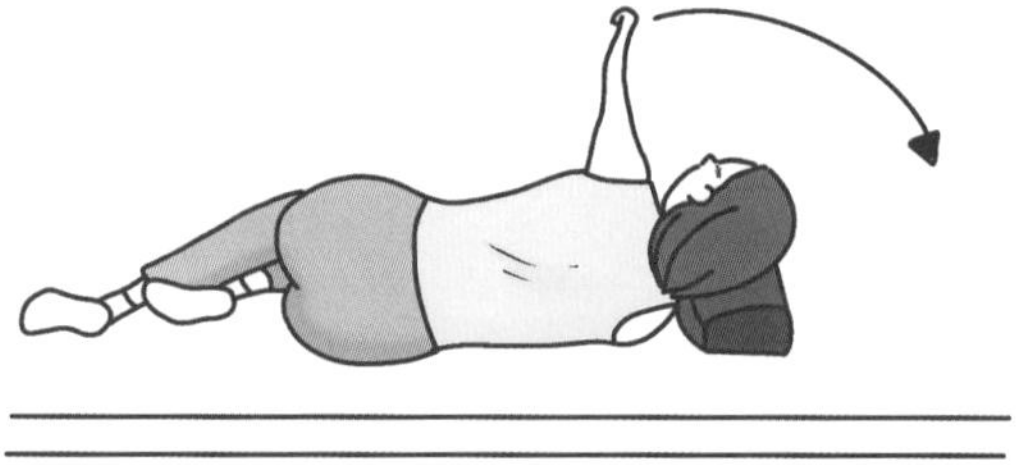

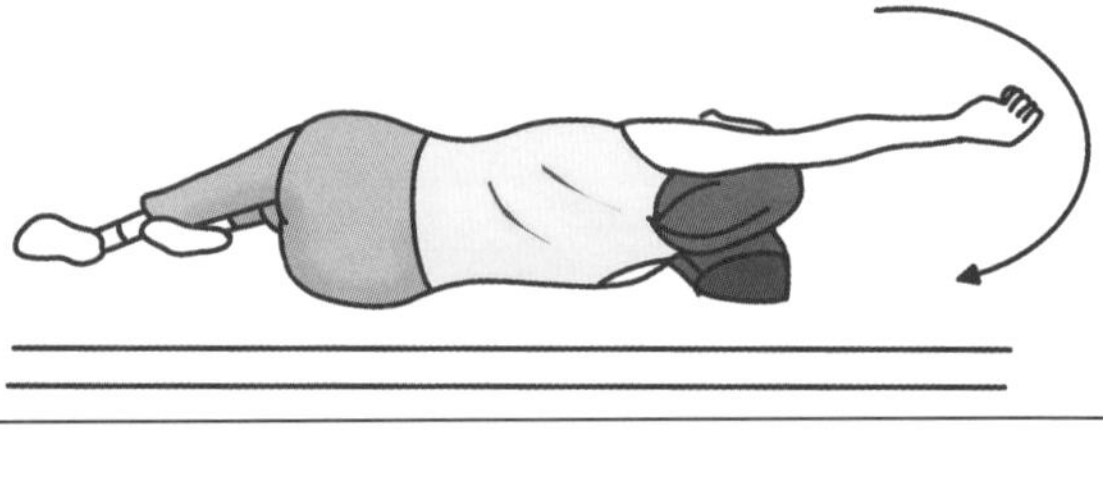

③ 頭の上からは手のひらを返して、親指側が上に向くようにしてください。肩甲骨を寄せながら、円を描くように腕を回しましょう

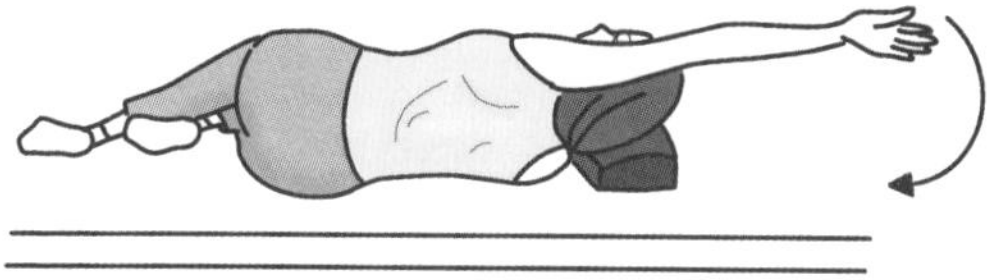

④

腕が背中側に来たときに、肩甲骨や胸が外側に倒れるように意識しながら、腕を回しましょう

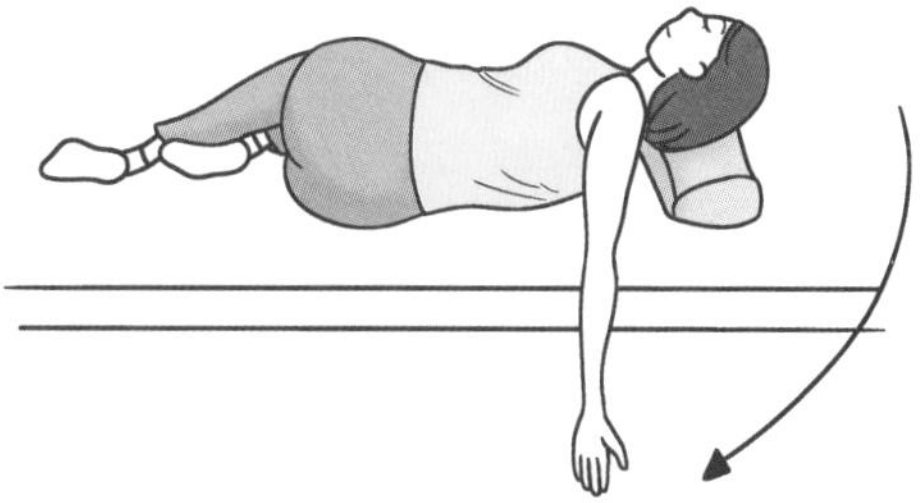

⑤

手が足の横を通るとき、また手のひらを返して小指を上にします

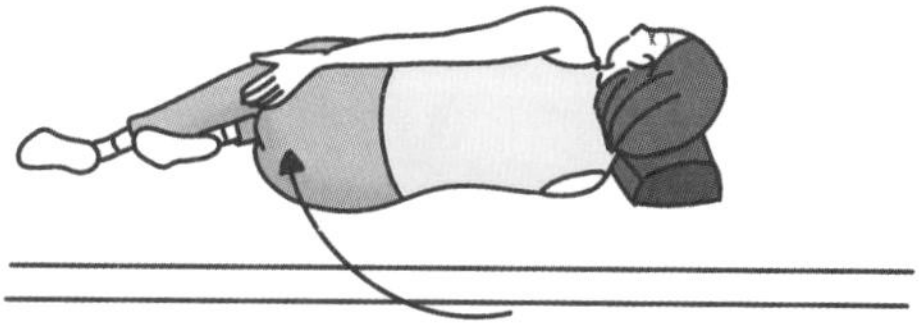

⑥ どこか動きづらい角度がある場合は、体勢をそこでキープして、ゆっくり息を吸って、吐きます。息を吐くと肩甲骨がカラダの内側に寄るので、そこで10秒ほどキープしてください

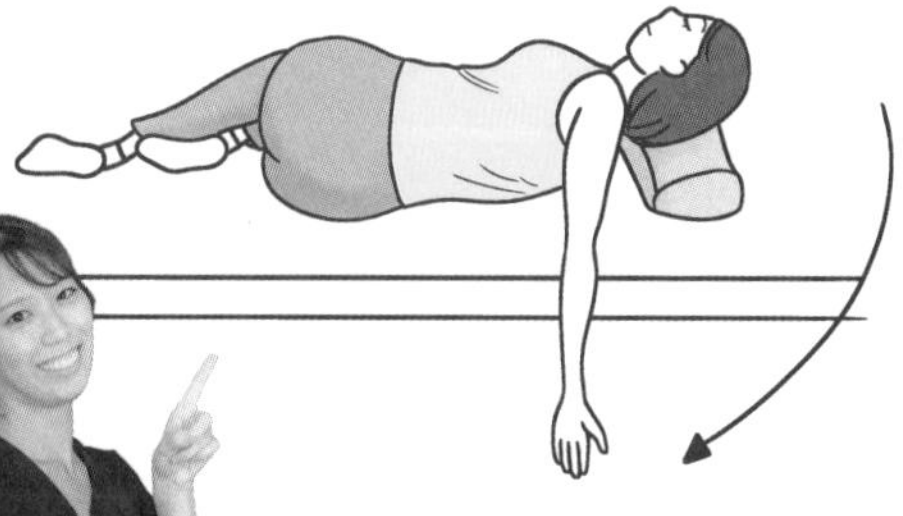

左右それぞれ10回ずつを目安に行いましょう

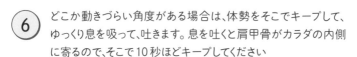

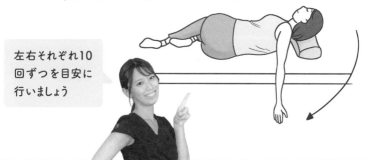

前腕のストレッチ

腕のストレッチで巻き肩を解消しよう

スマートフォンやパソコンなど、手のひらを内側に返して握る作業が多いと、手に疲労が溜まり、丸まった状態で固まってしまいます。

そうすると、肘より上の上腕骨が内側に入り、巻き肩になってしまうのです。これはとくに男性に多くみられます。

巻き肩を解消するために、腕や肩のねじれをとる「前腕のストレッチ」をしましょう。

① ラクに横になったときの手の位置を確認します

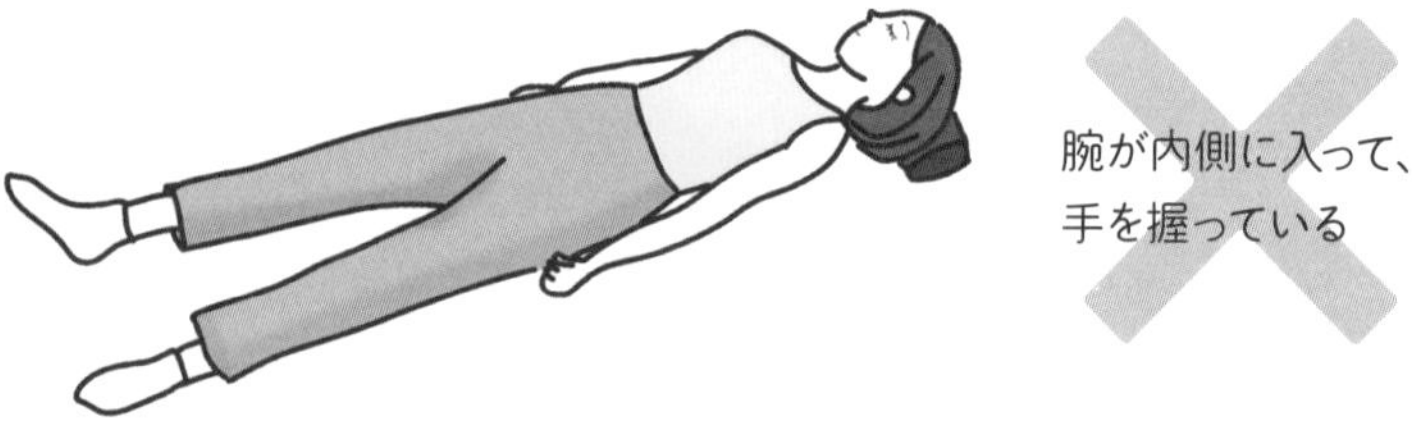

腕が内側に入って、
手を握っている

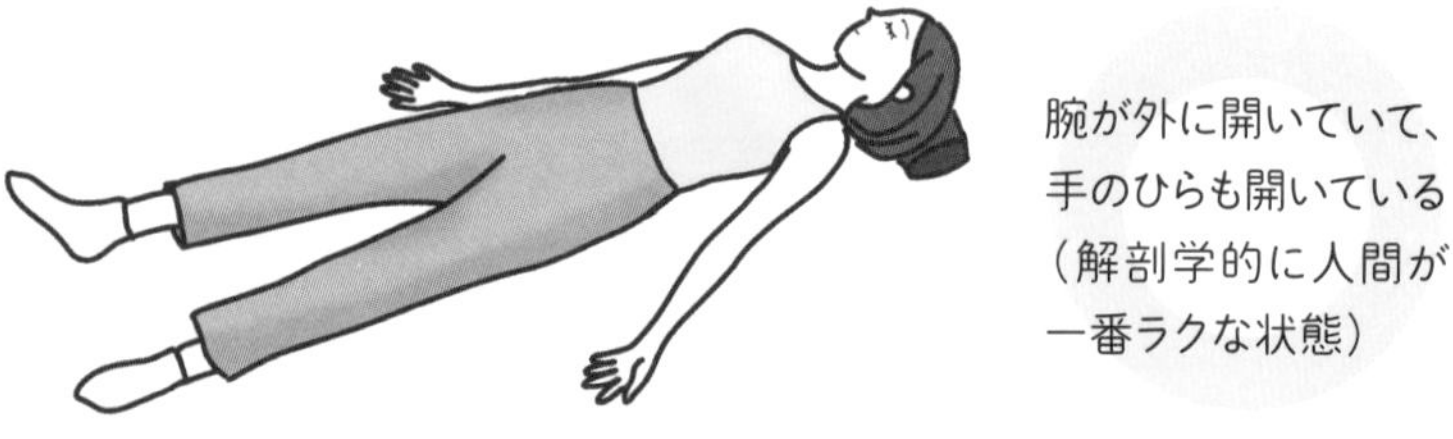

腕が外に開いていて、
手のひらも開いている
（解剖学的に人間が
一番ラクな状態）

② 次に、起き上がった状態で、手のひらを返して反対の手で手前に引くように、グーッと伸ばしていきます

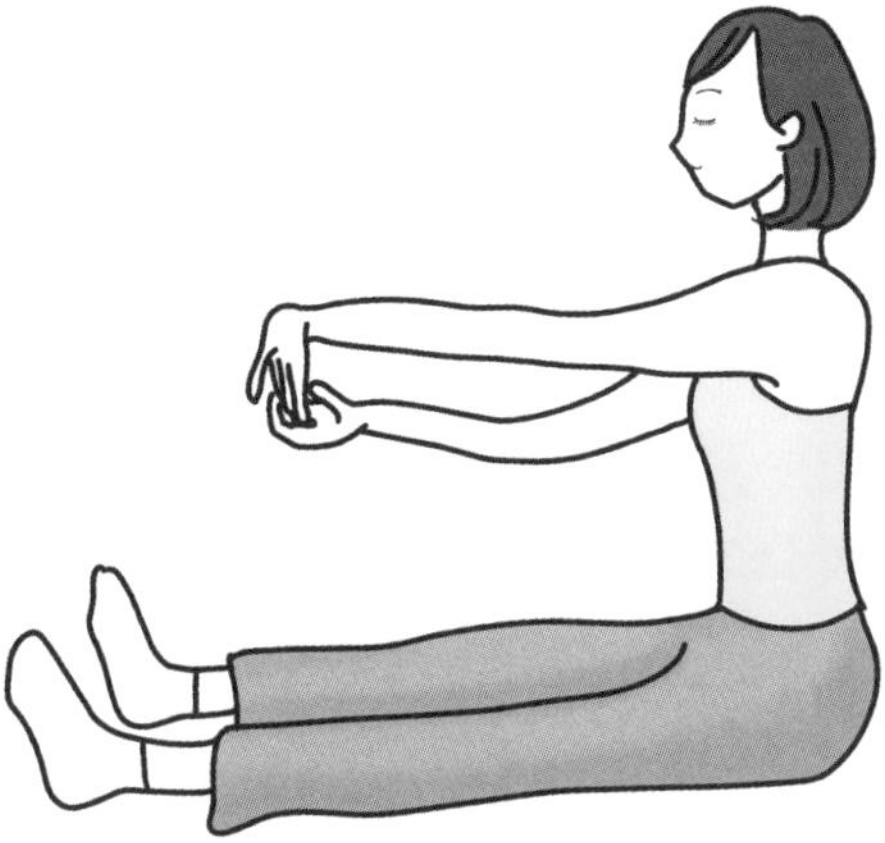

③ 動きづらい角度がある場合は、その角度をしっかり伸ばしましょう
クリームやオイルなどをつけて滑りやすくして、心臓側から末端にかけて反対の手でリンパを流すのもおすすめです

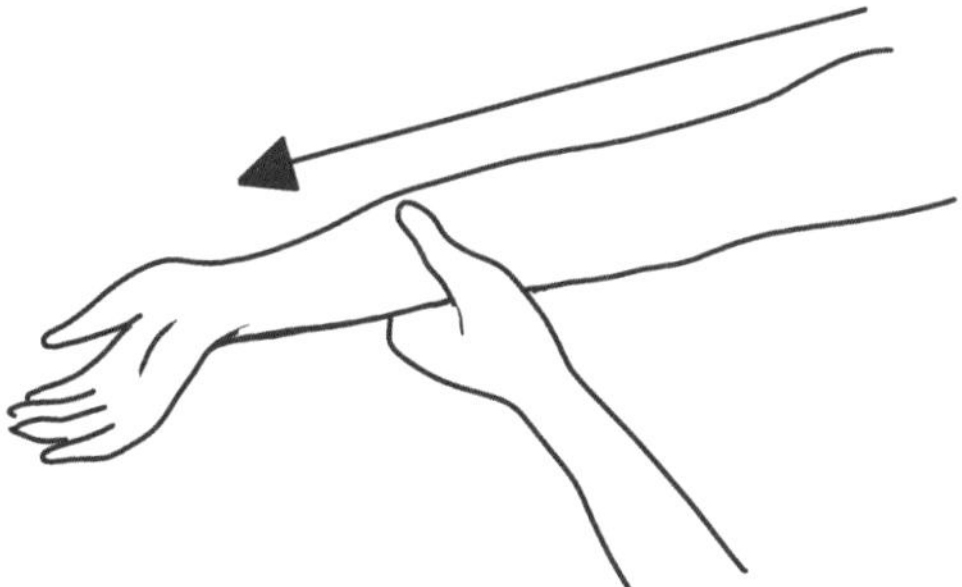

ストレッチ❼

お腹と腰（腰方形筋）のストレッチ

腰のストレッチでお腹の緊張もゆるめよう

腰がゆるむと、お腹の動きもよくなりますよ。

手軽にできるお腹と腰のストレッチは、気が向いたときにいつでも行ってみてください。

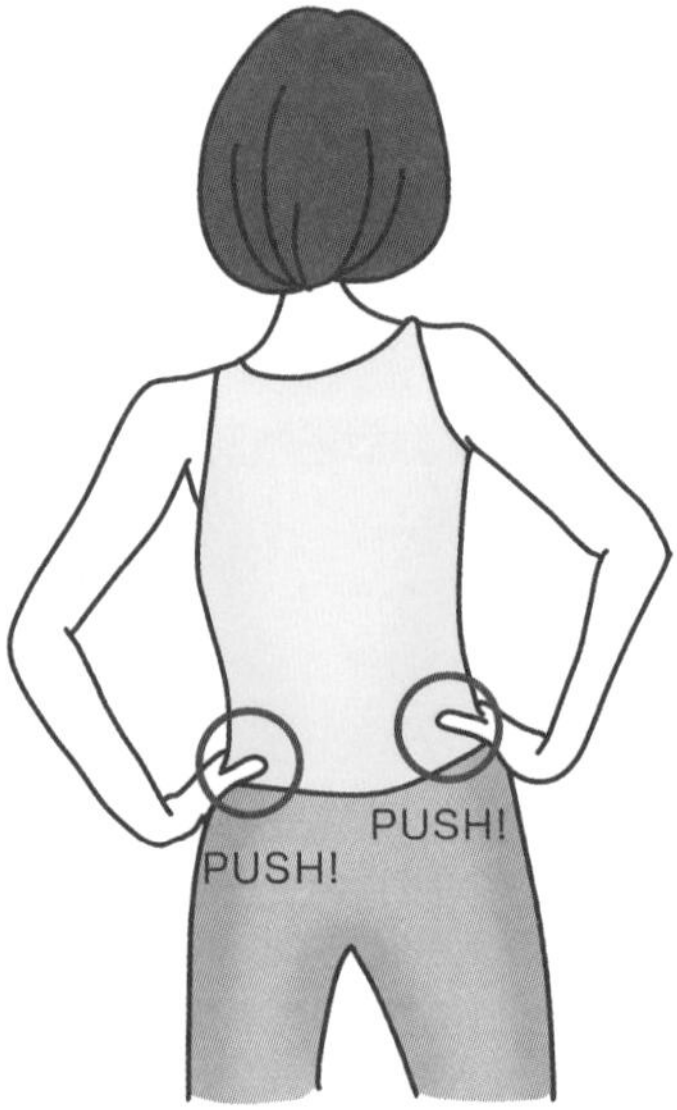

1 骨盤の少し上、肋骨と骨盤の真ん中あたりに親指を当てて、10～20秒ほど上半身を回しましょう

横にグーッとカラダを倒しながら回すと、便秘解消にもつながります

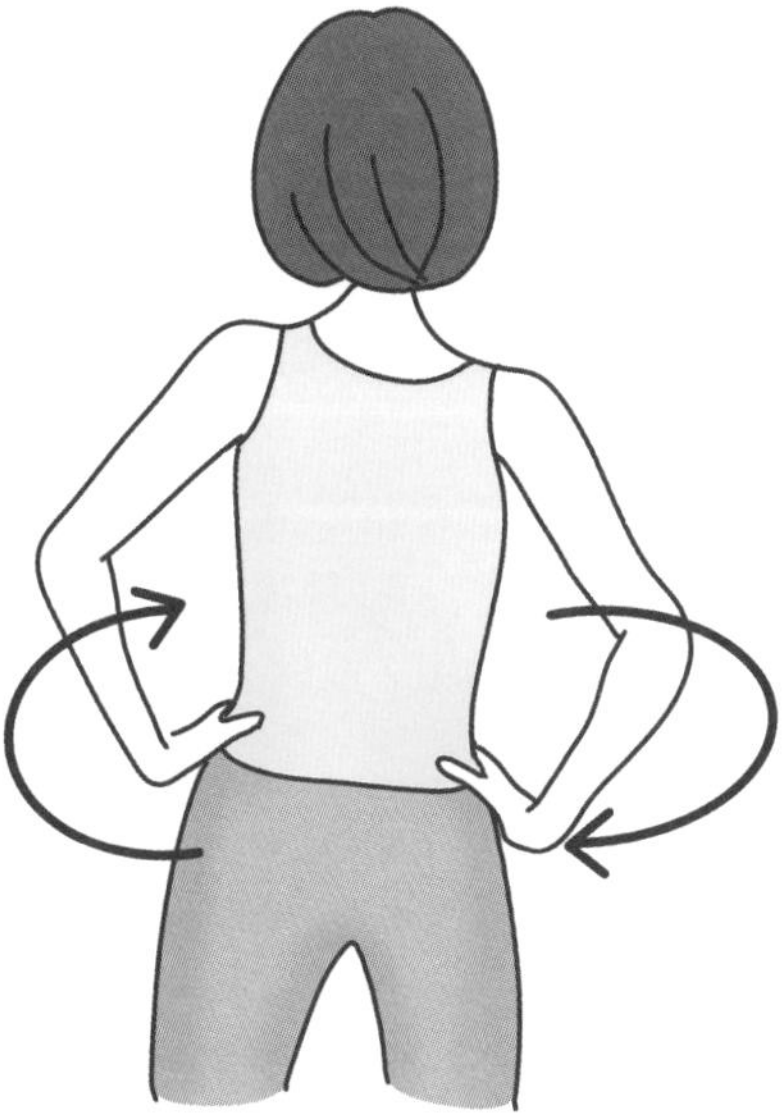

② 反対側も同じように回しましょう

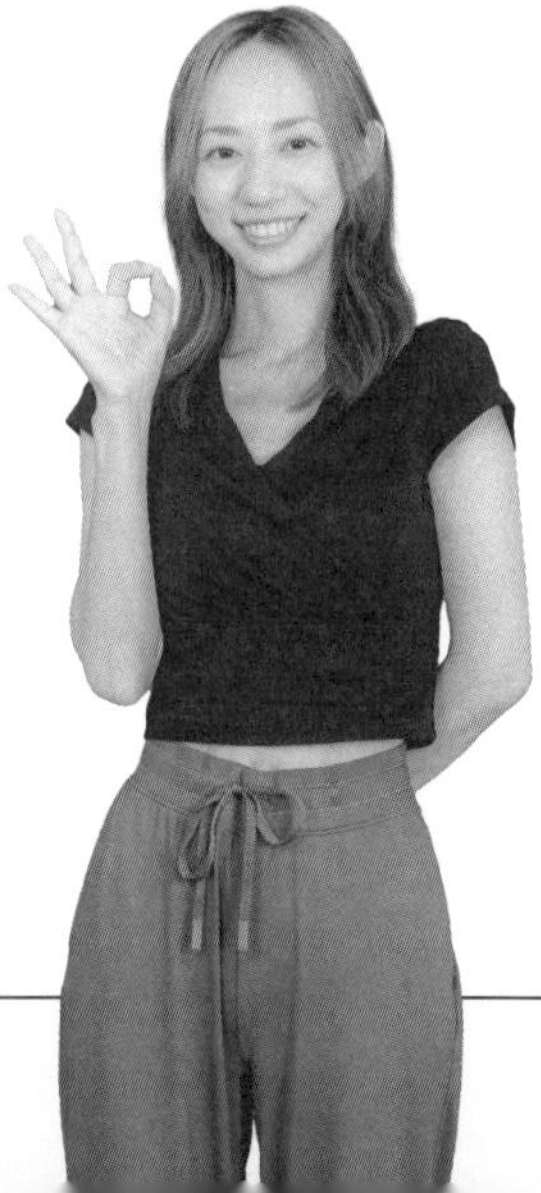

指を当てたところを揉んだり、
押したりするのもおすすめです

POINT 立ったほうが動きやすくなりますよ

ストレッチ❽

おしり（大臀筋）のストレッチ

おしりの血行をよくして、冷えや腰痛を解消しよう

座りっぱなしで股関節が詰まったり、血液やリンパの流れが悪くなったりすると、おしりが冷え、腰痛の原因にもなります。

ストレッチで、骨盤まわりの筋肉を伸ばし、血液の流れをよくしましょう。

そのほかにも、腹巻や腰とおしりの間（仙骨）にカイロを貼って、おしりを温めるのもおすすめです。

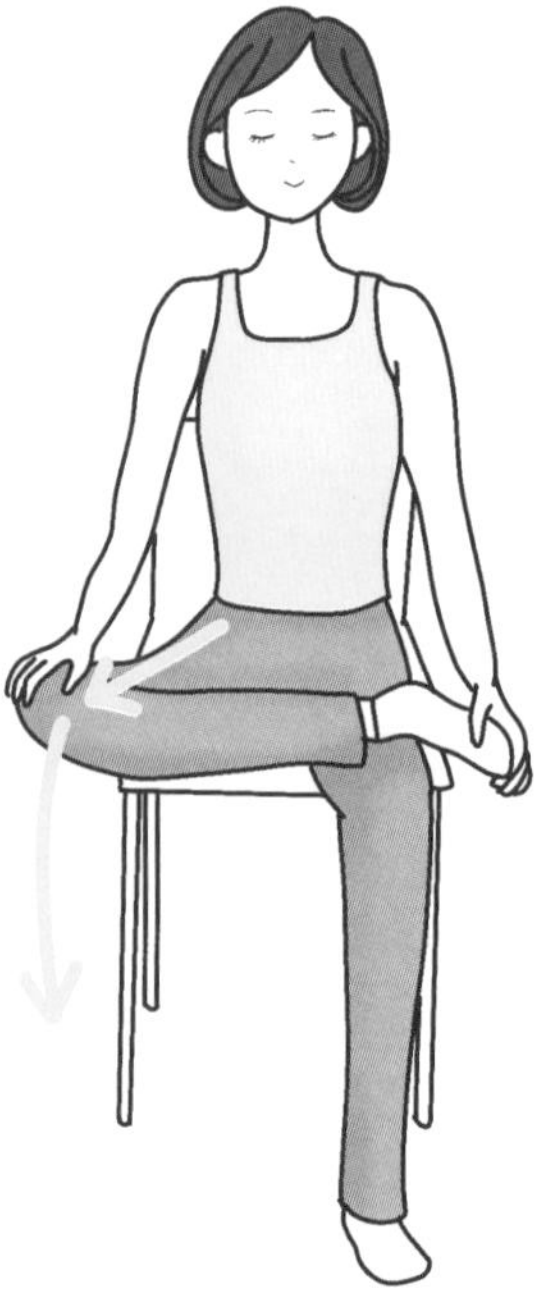

①

椅子に座って右足首を左ひざにのせ、右ひざを下に押します

５秒ほど外にグーッと押して、内腿のストレッチを行いましょう

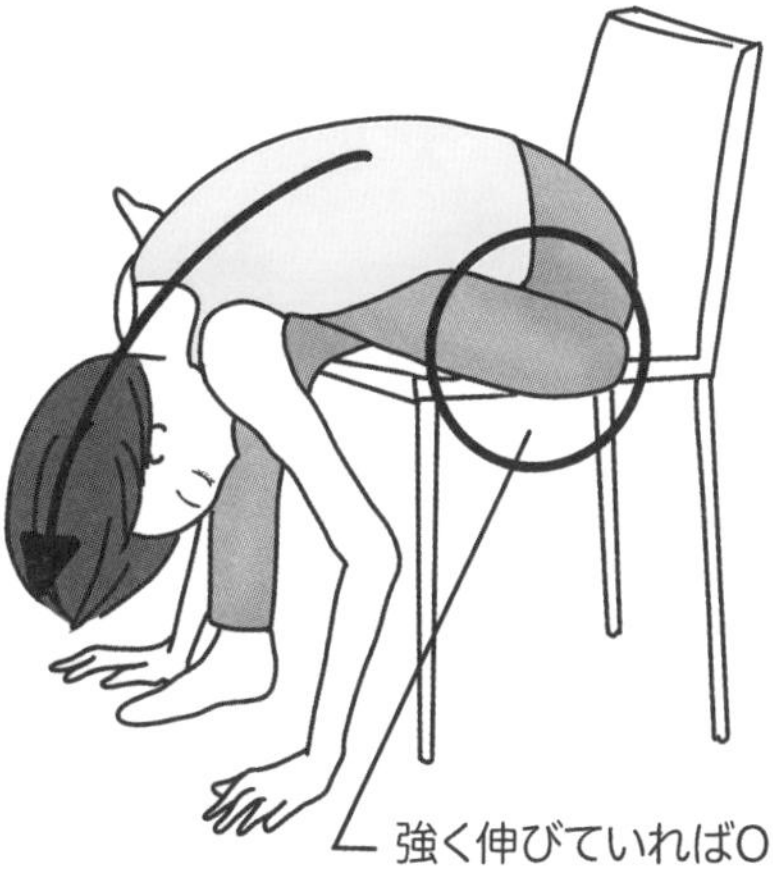

② 次に、その状態のまま10秒ほど上半身を前に倒します

脱力感をカラダで覚えてほしいので、手を前に垂らしましょう

硬くて前に倒せない人は、曲げた足を手で押して揺らしたり、上半身を前後に揺らしたりするだけでもOKです

腰やおしりの筋肉が硬くなると腰痛にもつながります
休憩の際に、おしりのストレッチをぜひ取り入れてみてくださいね

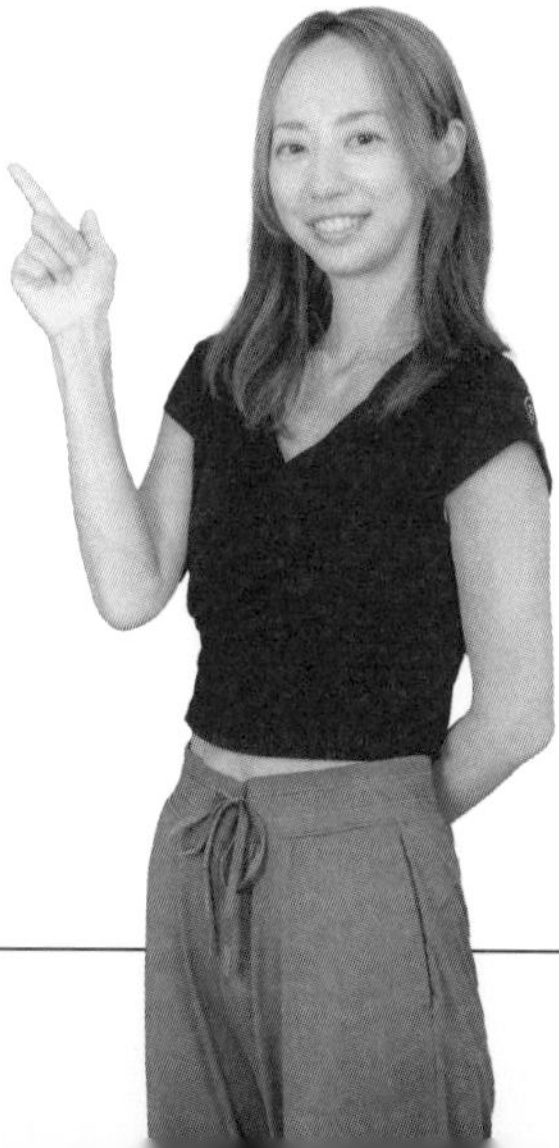

POINT 椅子は足が床にしっかりつくものを選び、ひざが90度より鋭角にならないようにしましょう

ストレッチ❾

前もも（大腿直筋）のストレッチ

大きな筋肉を動かして代謝を高めよう

前もも（大腿直筋）とハムストリングスの筋肉は骨盤まわりについているので、硬くなると腰痛や姿勢不良につながります。

前ももとハムストリングスのストレッチは、できるタイミングで取り組んでくださいね。

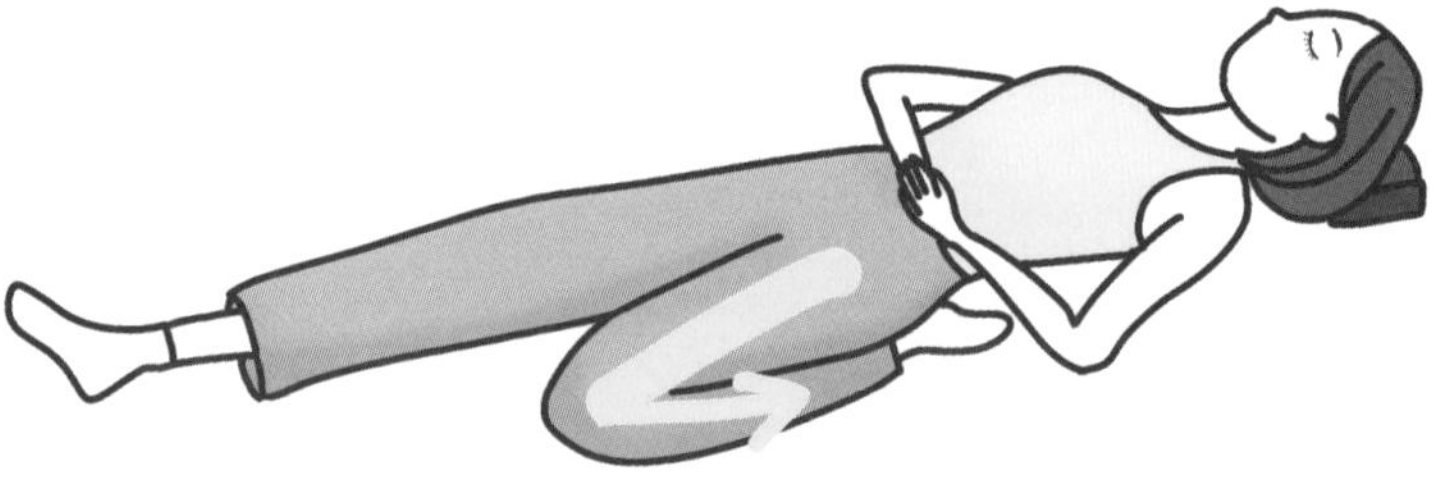

1 片足を曲げて正座をし、仰向けになります

1回10秒を目安に、両足1〜2セット行いましょう

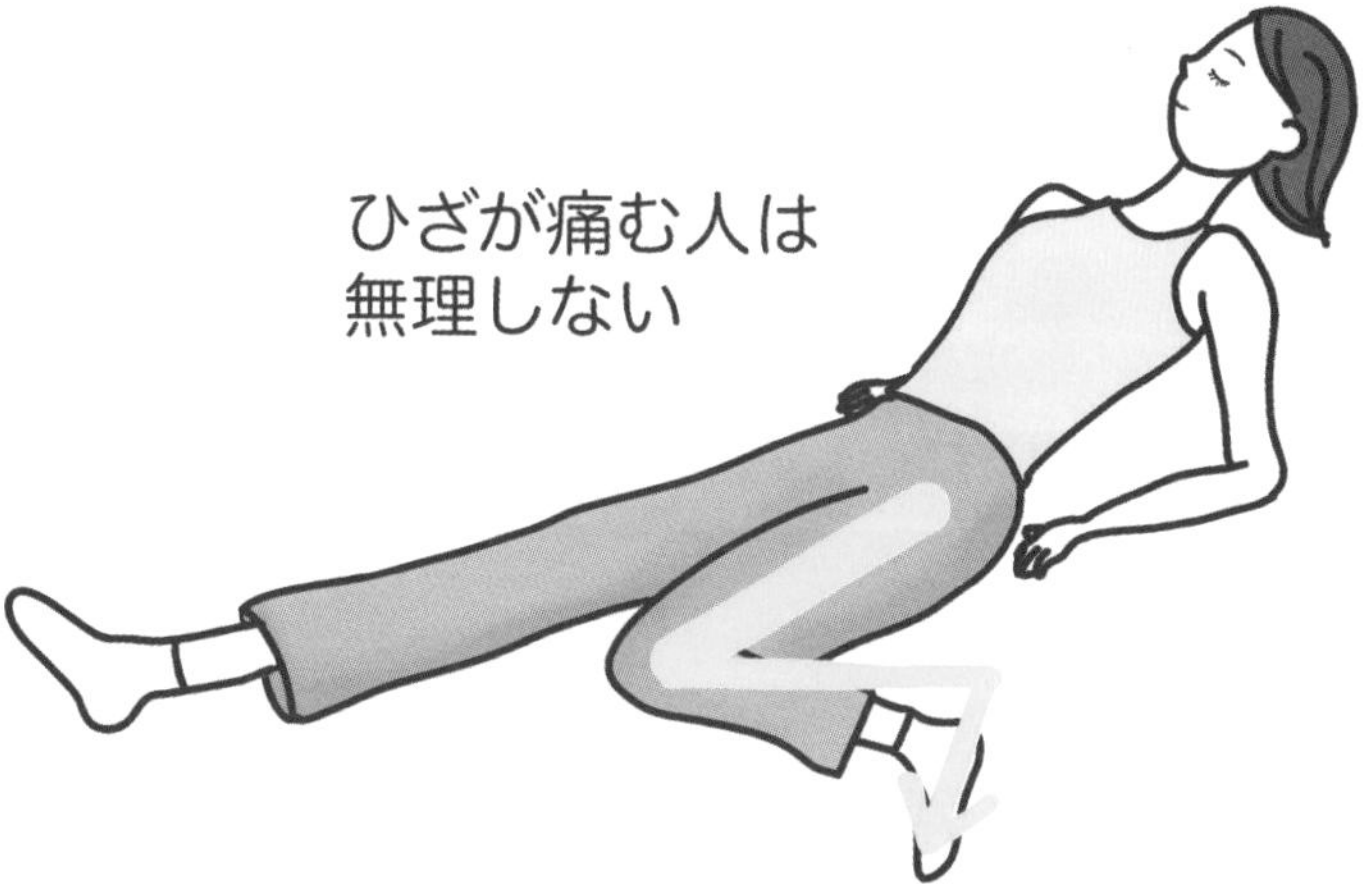

2 正座ができない場合は、足を外に開いてください
このとき、足のつま先は外側に向くようにしましょう
それでも足が硬くて痛い人は、後ろに手をつくと少し姿勢がラクになりますよ

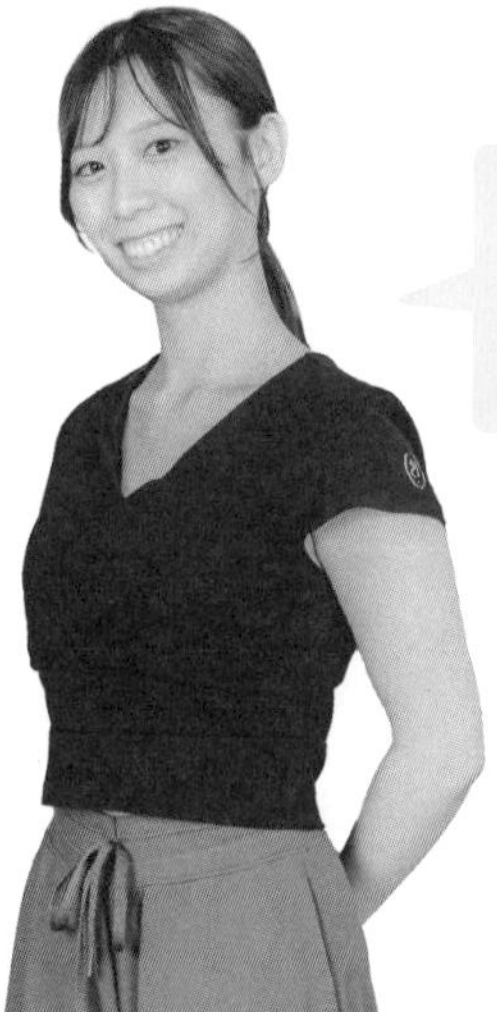

太ももが硬くて痛い人も多いので、お風呂上がりや寝る前の布団の上など、動きやすいときに行いましょう

ハムストリングスのストレッチ（仰向け）

太ももの裏側も伸ばしていこう

このストレッチを行う際は、タオルを1枚用意してください。

ハムストリングスは骨盤まわりについている筋肉なので、硬くなると腰痛や姿勢不良につながります。

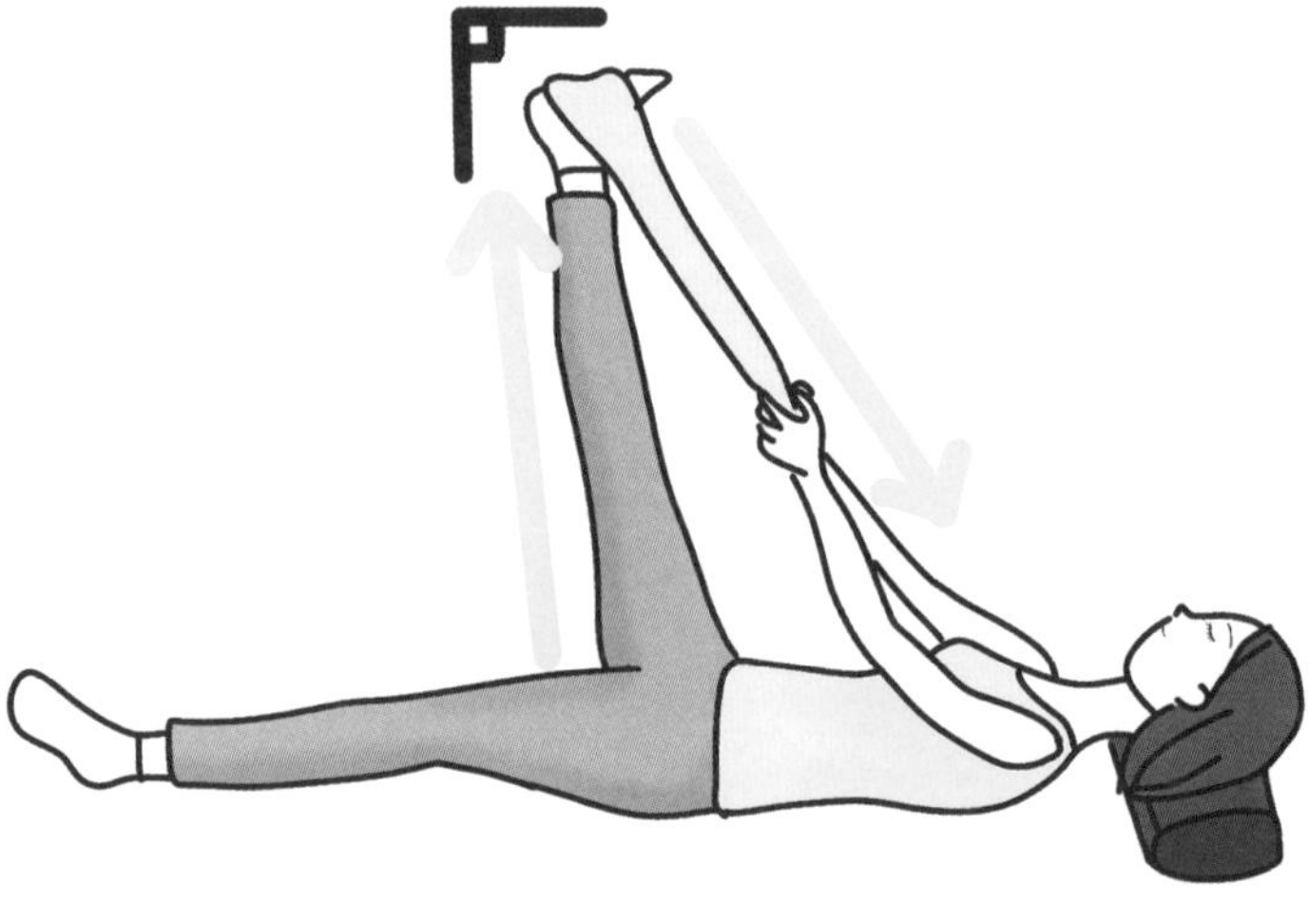

1 仰向けに寝て、片方の足の裏にタオルをかけ、手前に引き、足を上に上げましょう

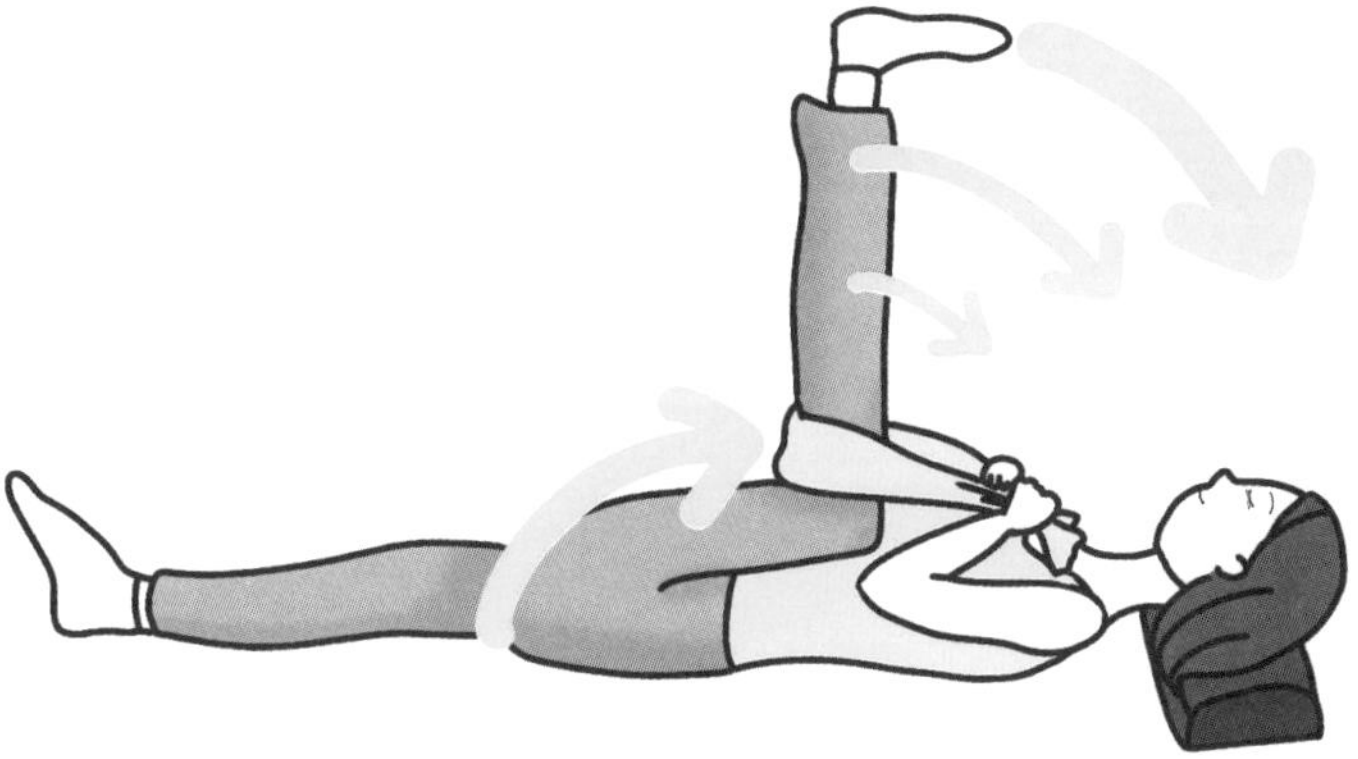

② ふくらはぎが伸びにくい人は、タオルをひざの裏に当て、ひざを曲げてグーッと引き寄せます

ひざを曲げた状態から、つま先を自分の頭側に向け、足裏が天井を向くようにしましょう

ふくらはぎではなく、太ももの裏を伸ばせているか、意識してくださいね

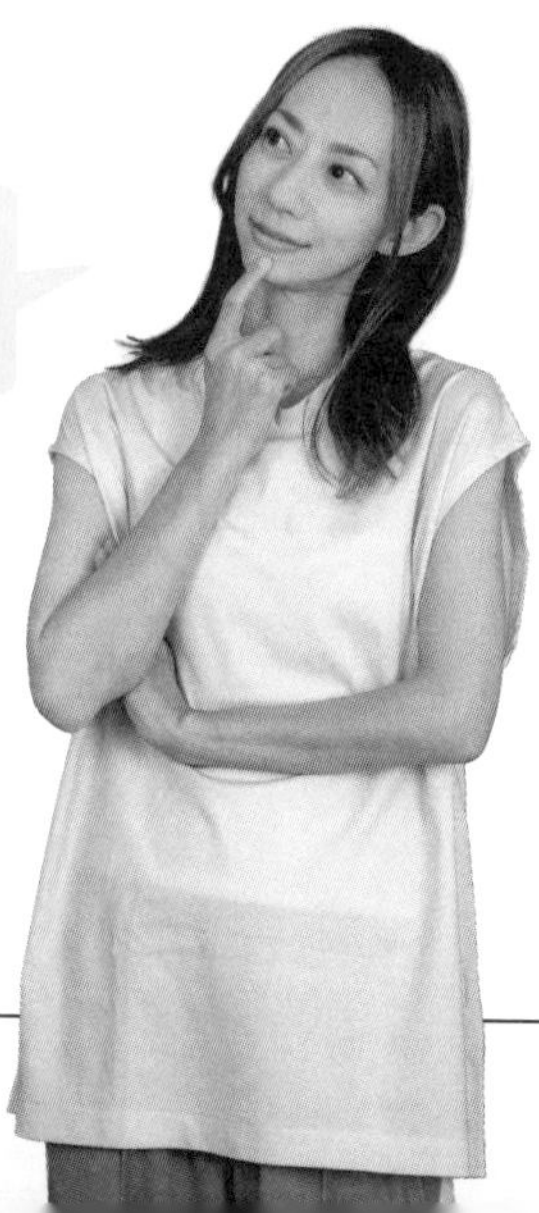

ストレッチ⓫

ハムストリングスのストレッチ

ハムストリングスをほぐして骨盤を整えよう

座っていると、おしりが圧迫され、骨盤まわりについている筋肉が硬くなってしまいがちです。

骨盤まわりの筋肉が硬くなると、骨盤の歪みや腰痛につながります。

カラダのなかでも太ももはとくに大きな筋肉ですから、ストレッチでしっかり伸ばしましょう。

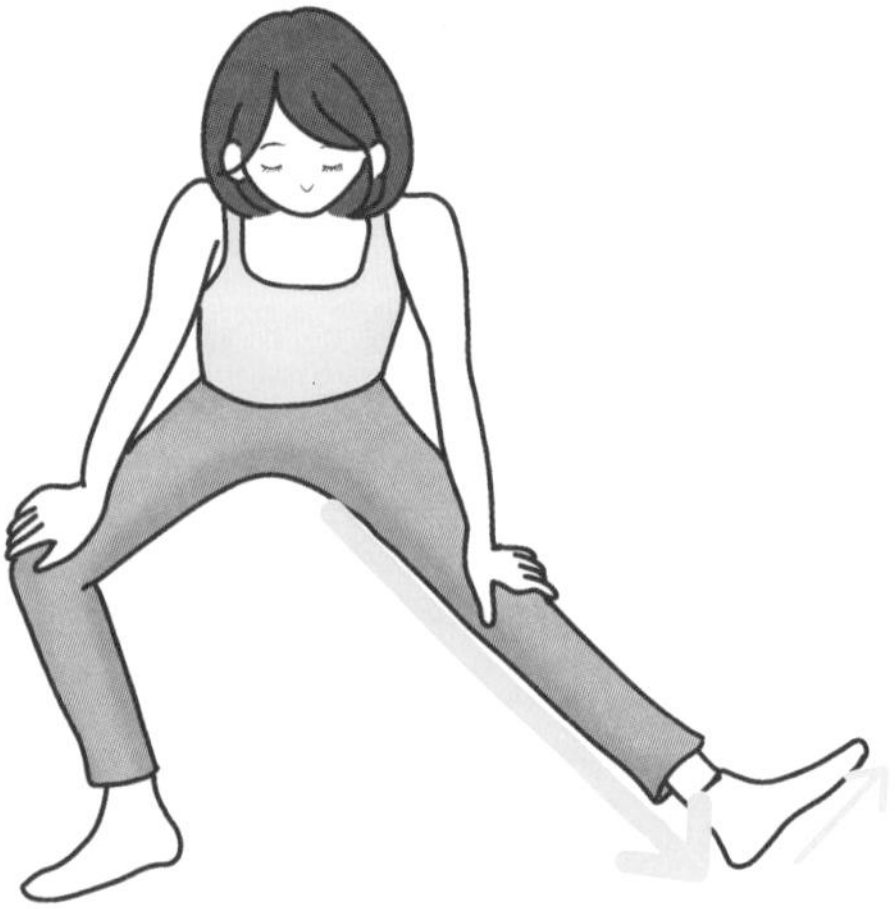

1 肩幅の倍くらいに足を開いて立ち、右足のかかとを立ててつま先を上げ、左足を曲げます

10秒間、つま先の角度を変えて、硬いところを探りながら伸ばしてみてください

痛い人は、反動をつけながら伸ばしていくと◎

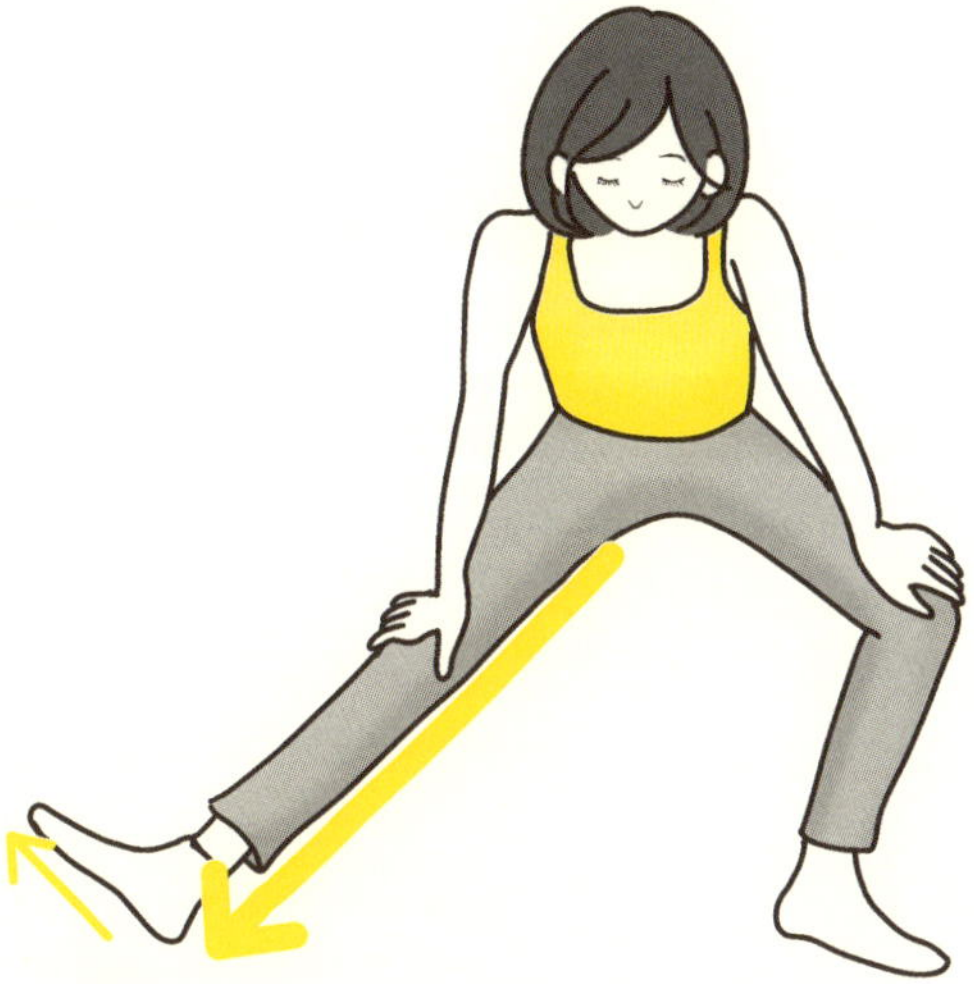

2 反対（左足）も同じように行いましょう

POINT ハムストリングスはいくつかの筋肉の複合ですから、どの筋肉が硬くなっているか確認しながら伸ばしましょう

ふくらはぎ（腓腹筋・ヒラメ筋）のストレッチ

ふくらはぎのストレッチで、全身の強張りをとろう

ふくらはぎは、第2の心臓といわれている部位で、血液を循環させるポンプの役割がありますが、ストレッチをしないと冷えて硬くなってしまいがちです。

足に力が入っていると、カラダ全体の緊張が抜けづらくなります。ふくらはぎの力を抜くことで、カラダ全体の緊張をほぐしてください。

また、デスクワークの冷えやむくみは、ふくらはぎのストレッチで解消しましょう。

① 足裏の真ん中にタオルをかけて、足を天井に向けます

足首の角度は90度くらいが理想です

ハムストリングスのストレッチと違い、ひざ裏を意識して10秒しっかり伸ばしましょう

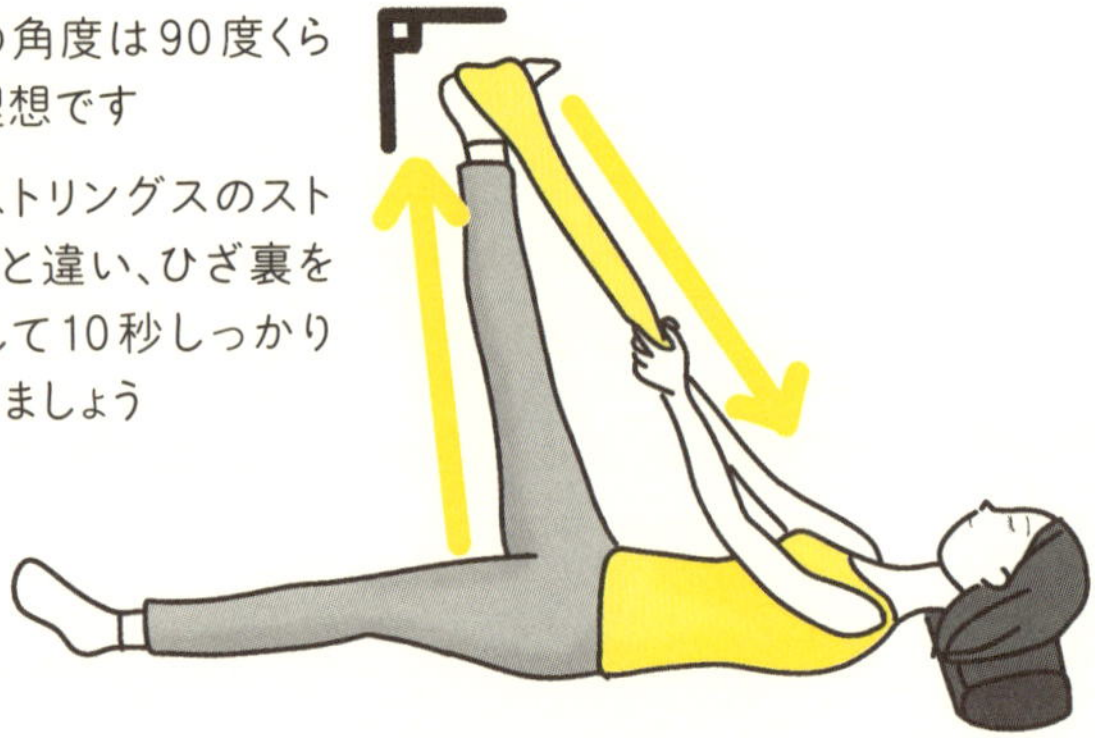

POINT 足がつる人も多いので、無理せず行いましょう
強度を上げたい人は、タオルの位置を足の指あたりにしてみてください

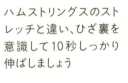

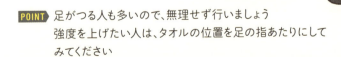

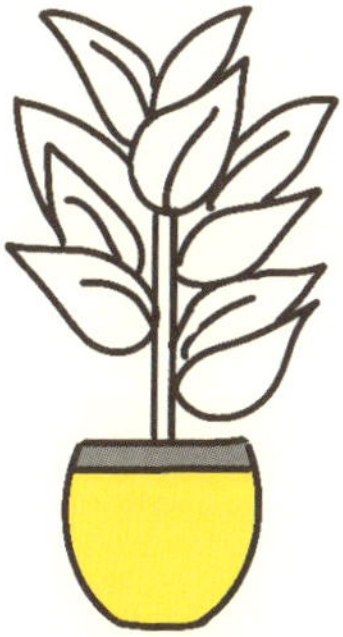

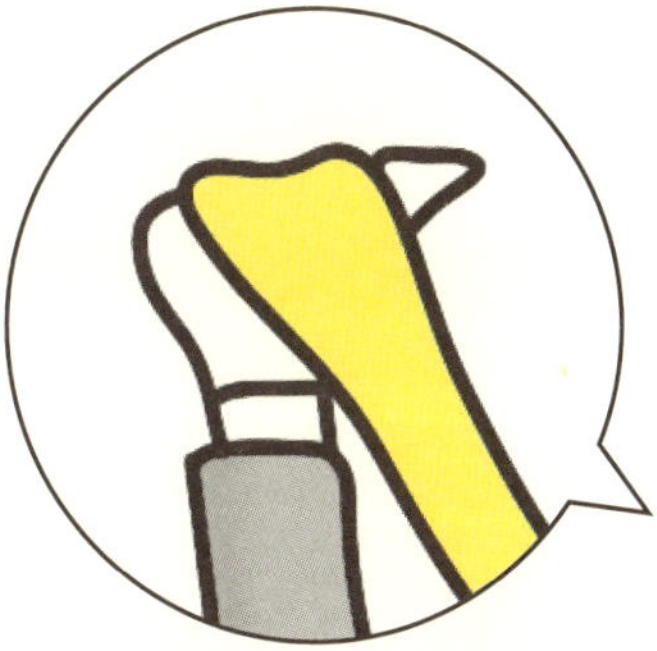

2 筋肉がガチガチでひざを伸ばせない人は、血流の巡りをよくしましょう

下から上にふくらはぎを揉み、筋肉をつまんでほぐしてください

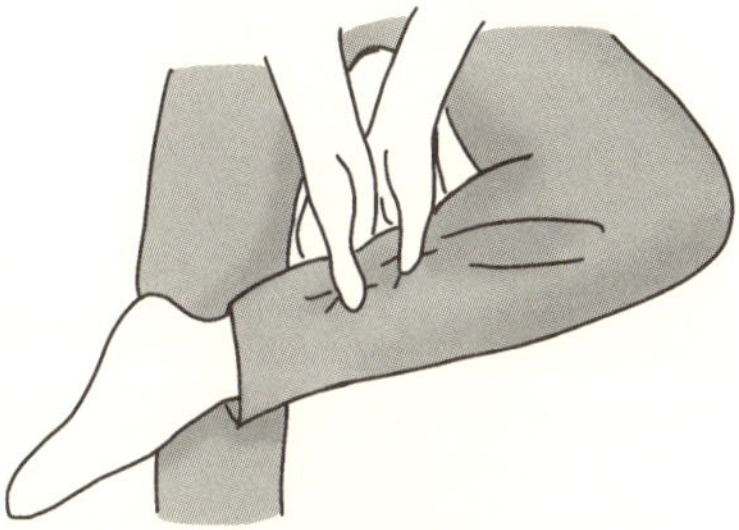

ストレッチの前に筋膜リリースやマッサージを行うことで、痛みなく可動域を広げることができますよ

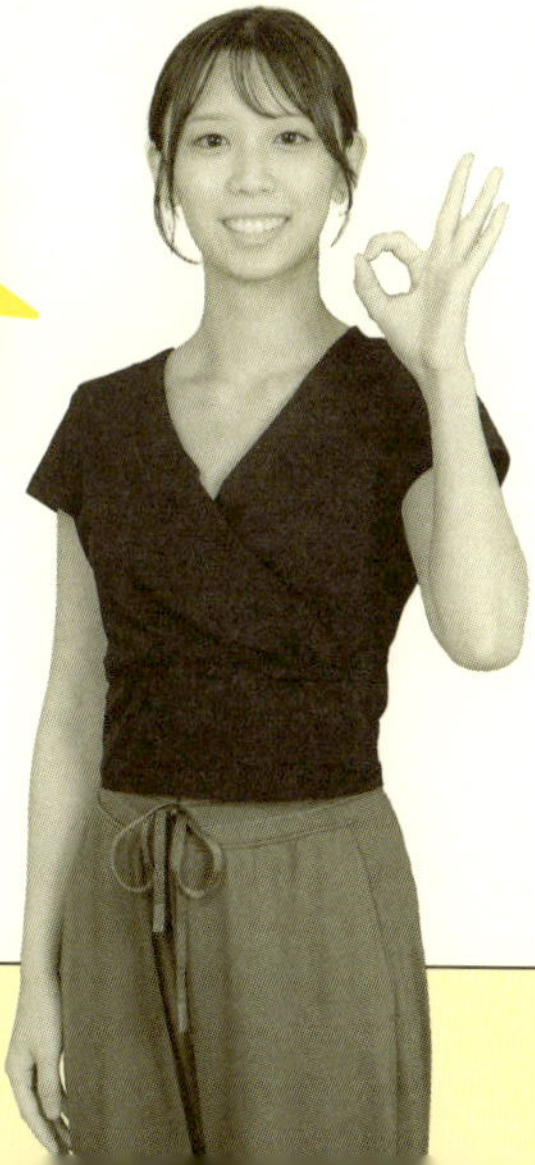

POINT とくに、アキレス腱のあたりはしっかりほぐしましょう

足首のストレッチ

足首をほぐすとひざ痛もやわらぐ!

ふくらはぎが張りやすい人は、すねが硬く、足首も硬い傾向があります。

歩いているとき、地面からの衝撃を受けるのは「足首→ひざ→股関節」の順番ですから、よくつまずく人は、足首を柔軟にして衝撃を吸収できるようにしましょう。

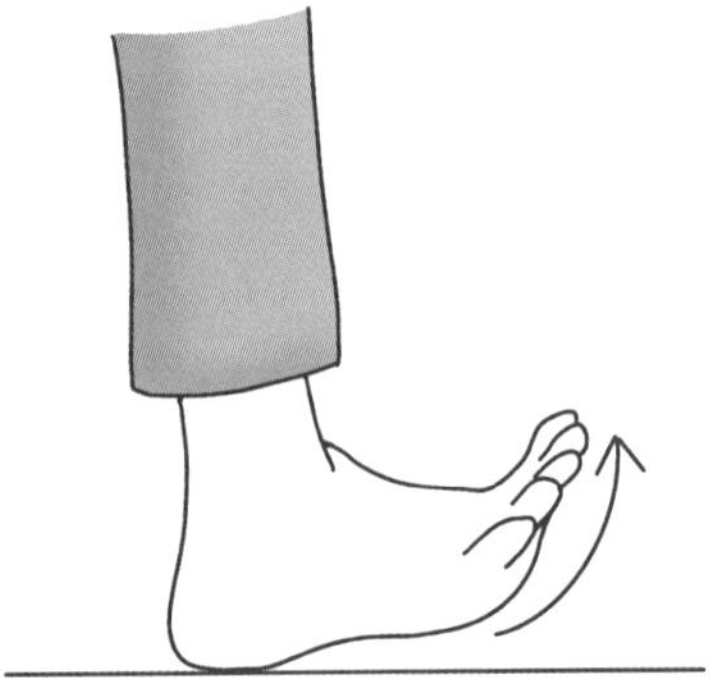

↑「背屈」

①

すねの硬さを確認しましょう

「背屈(足のつま先を足の甲に曲げる動作)」がしにくい場合、すねとふくらはぎが硬くなっている可能性が高いですよ

② 左足を組んで、左手でふくらはぎを前に押し込み、右手で足首を手前に引き寄せ、足首を回しましょう

足首が硬い人は、足の指を開いて脱力した状態で、軽くゆるめに回します

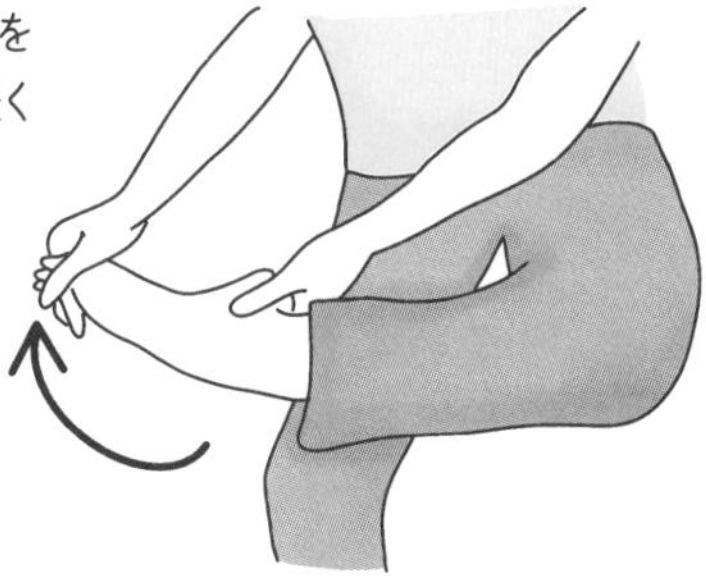

POINT 足首の関節は回すようにできていないので、激しく回さないようにしてください

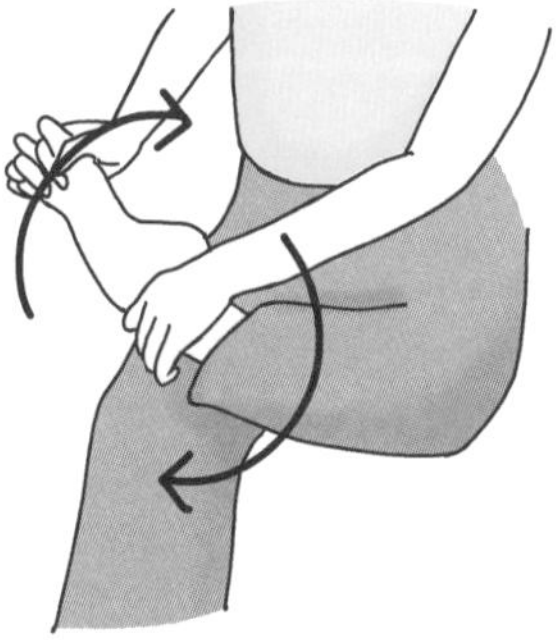

③

くるぶしとかかとの間をよく揉み、アキレス腱をほぐしましょう

押したときに痛みがなくなったら、2と同様に左手でふくらはぎを前に押し、右手で足首を手前にグ〜ッと引き寄せます

ひざが痛い人は、足首や太ももが硬くなっているケースが多いので、足首をケアしましょう

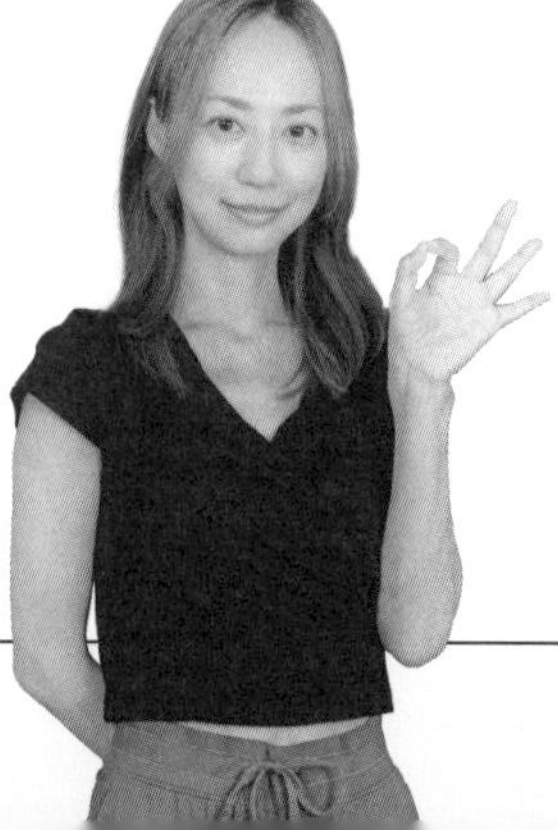

ストレッチ⓮

お腹(腹直筋)のストレッチ

呼吸を深くしてお腹の緊張をゆるめよう

座ってできる、呼吸を深くするストレッチです。

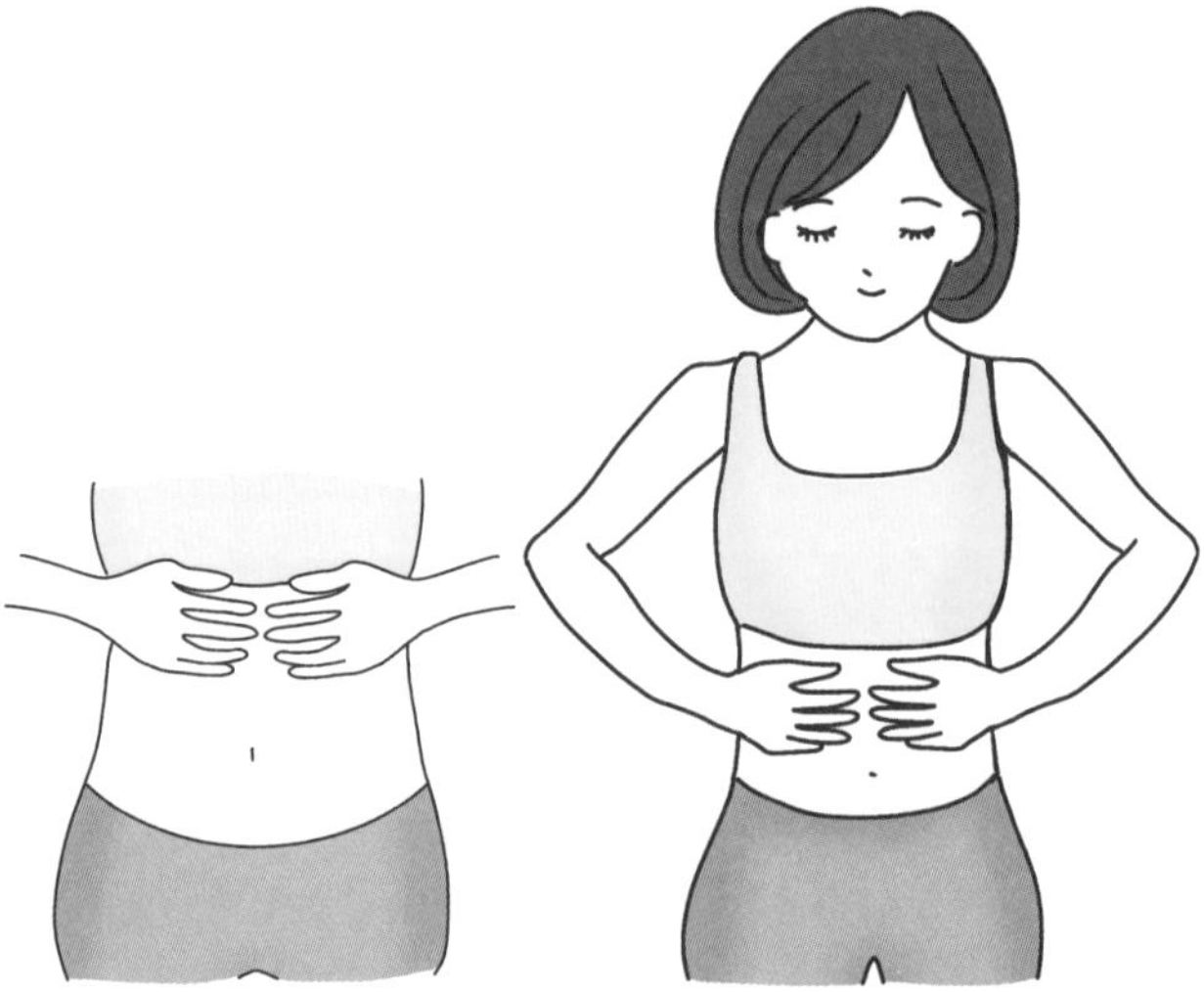

1 肋骨の下(みぞおちの一番上)の位置に両手で4本指を立てて、ゆっくり息を吸います

吐くときにカラダを前に丸めながら、指はカラダのなかに押すように、自分の重みを利用して指を押し込んでいきましょう

POINT 痛い人は、カラダをゆらゆらしながら押してみてください
肋骨に触れないように注意して、痛気持ちいいくらいの圧で行いましょう

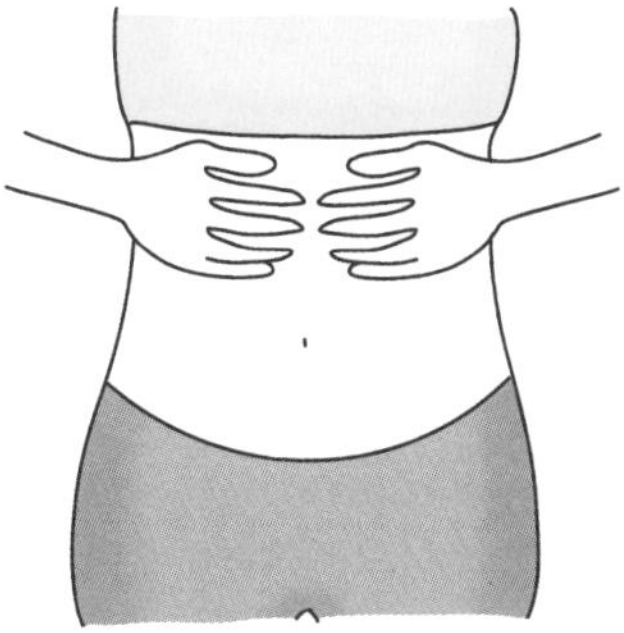

② 次に、指を少し下にずらし、1と同様に息を吐きながらカラダを前に丸め、指をカラダのなかに押していきます

③ 最後に、手を下にずらし、おへその少し上あたりに当てましょう

1と同様に、息を吐きながらカラダを前に丸め、指を押します

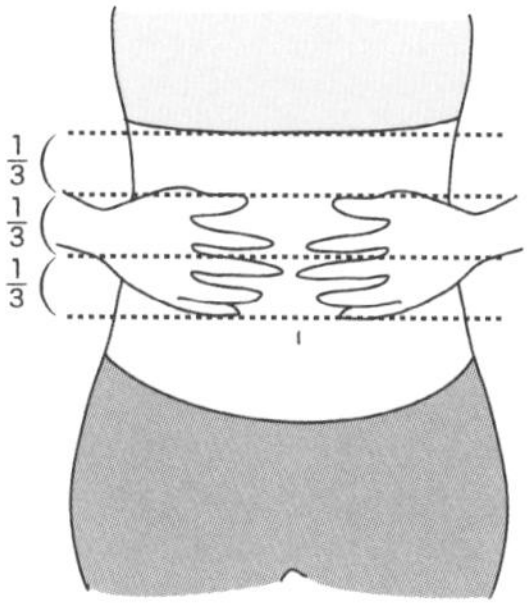

基本的には服の上からでOKですが、オイルやクリームで直にマッサージするのもおすすめです

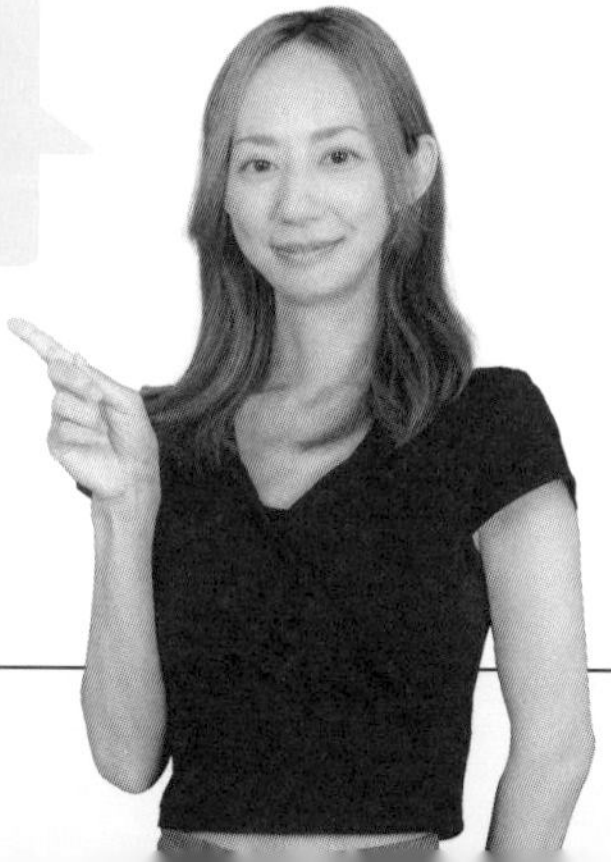

仰向けでできる お腹のマッサージ

お腹のマッサージで便秘解消！

お腹のマッサージをすると、血行がよくなり便秘が解消しやすくなります。

また、緊張がほぐれることで、腰痛もやわらいでいきますよ。

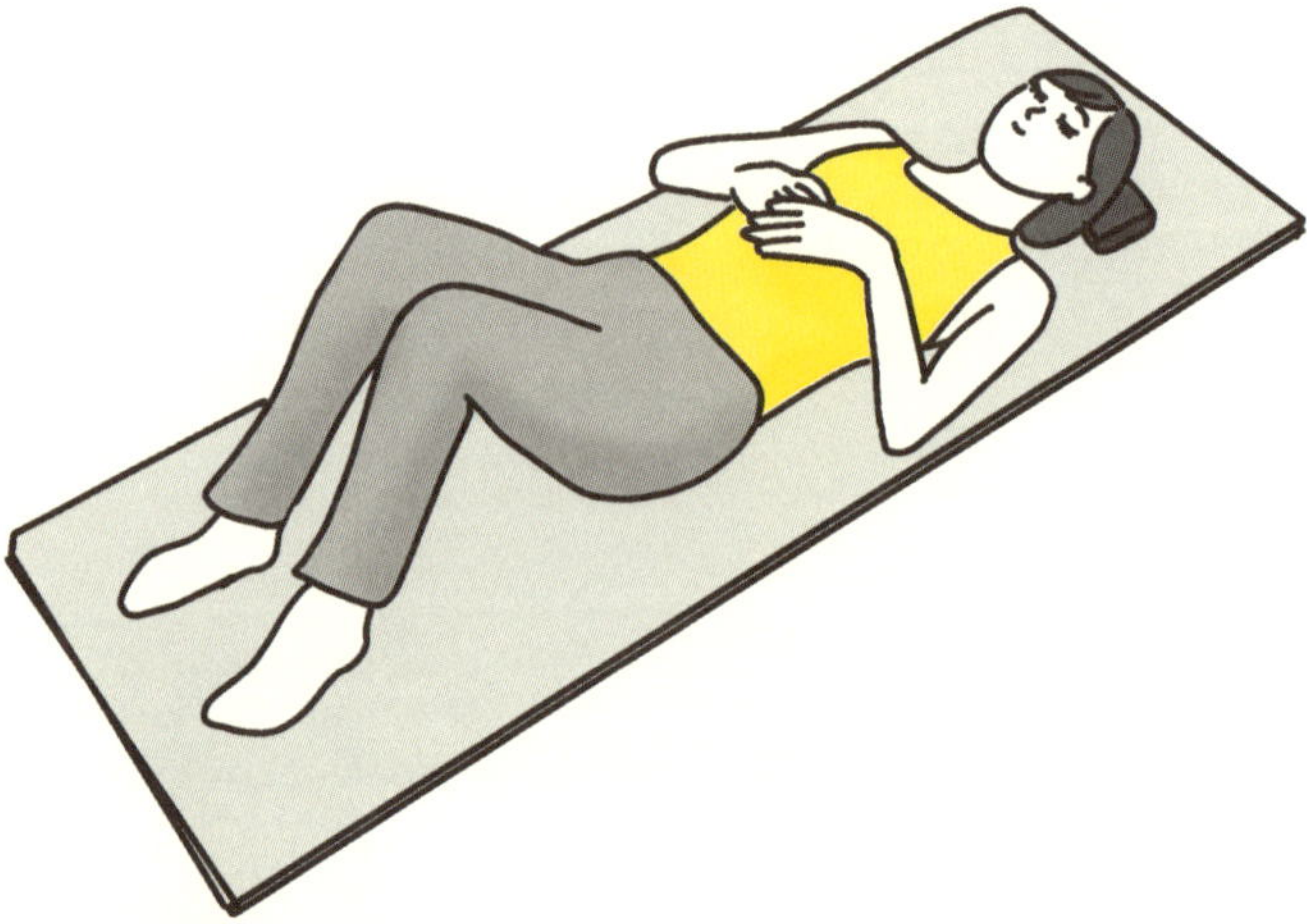

1 仰向けに寝てひざを曲げ、おへその少し上から「の」の字を描くようにゆっくりマッサージしていきます

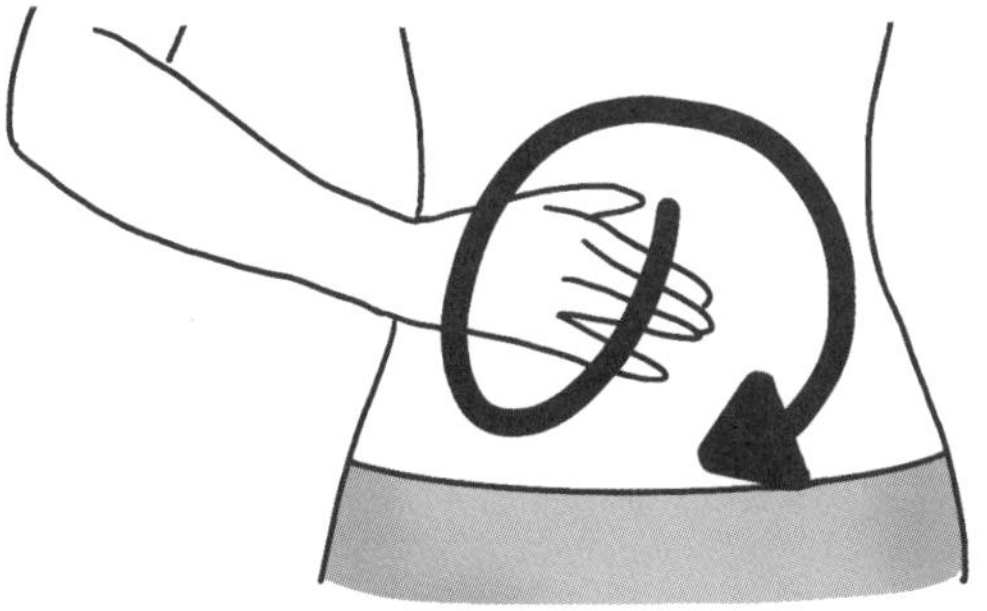

POINT おへその左下（大腸の終わりのＳ字部分）は、痛い人も多いので、少し長めにマッサージしましょう

マッサージでは息を止めないように注意しましょう

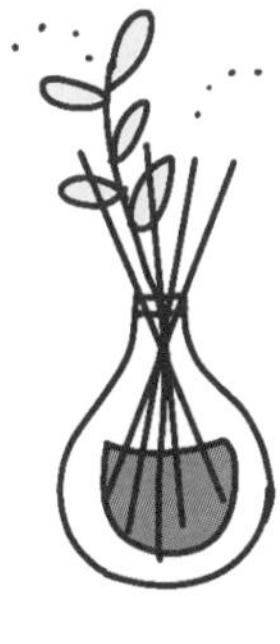

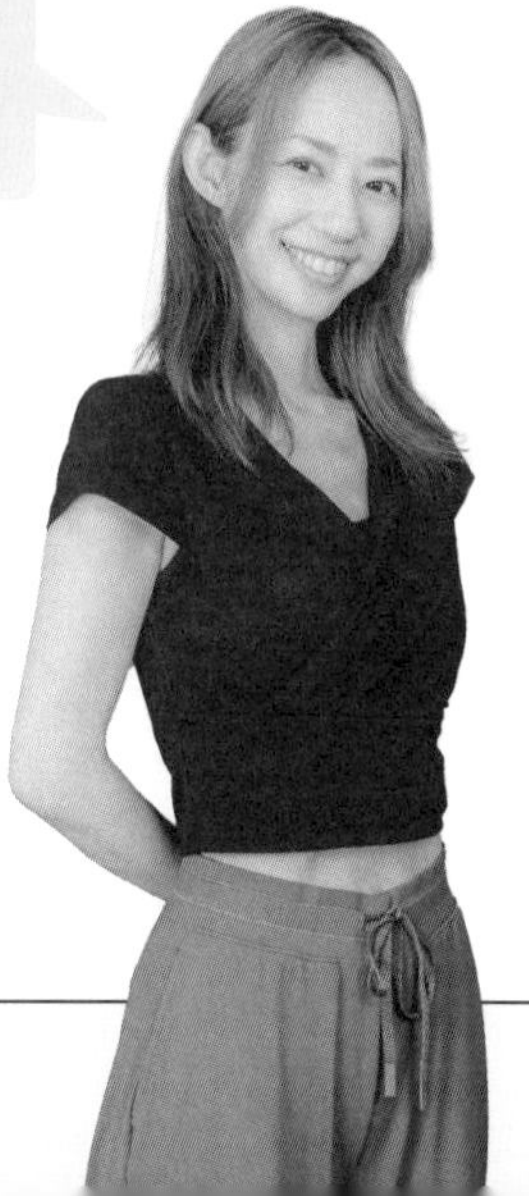

ストレッチ⑯

大腸の動きをよくする5点のマッサージ

便秘さんには効果的!!

お腹が痛くなるとカラダがグッと丸まるように、内臓に痛みや不調があると、防御反応として近接の筋肉に力が入ります。そのため、腸に不調があると、裏側の腰の筋肉も硬くなってしまいます。

また、腰にある「仙骨」には内臓系を支配している神経があるので、仙骨周辺で血行不良が起こると便秘、消化不良、頻尿、手足の冷えなどが起こりやすくなります。

筋肉でも神経でも腰と腸は密接に関係しているのです。

腸マッサージをすることで大腸の動きがよくなり便秘が改善され、副交感神経が優位になることでよく眠れるようになります。

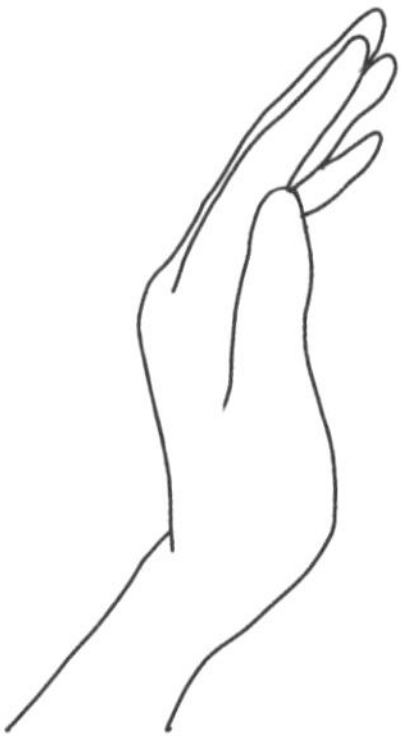

1

左の図の①～⑤の順にポイントを手で押していきます

押すときは、手指をあまり尖らせすぎず指で優しくプッシュしましょう

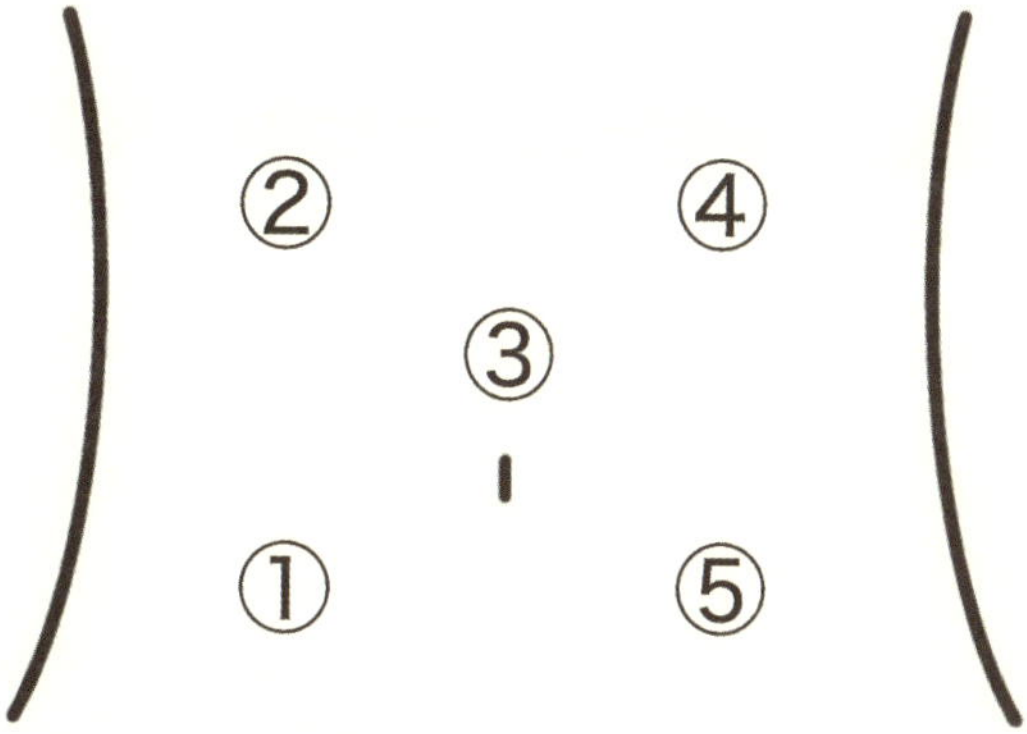

2 ポイントに両手を当てて、息を吐きながら指の腹で押します。吸って吐いてを数回繰り返しましょう

硬いところや痛いところは、
無理のない範囲で重点的に
行ってください
繰り返すことで痛みが減っていきます

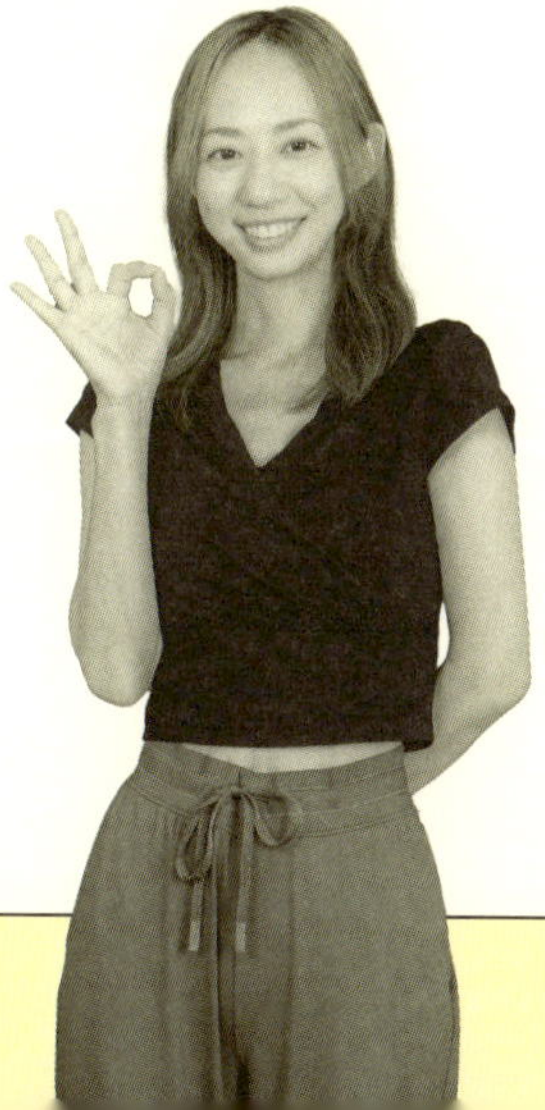

POINT 湯たんぽなどで温めてから行うと効果がUPします！

おまけ
ストレッチ⑰

2人でできるストレッチ

2人1組で背中をしっかり伸ばそう

最後に、2人1組で行うストレッチもご紹介しましょう。
背中をしっかり伸ばす、仕上げのストレッチです。

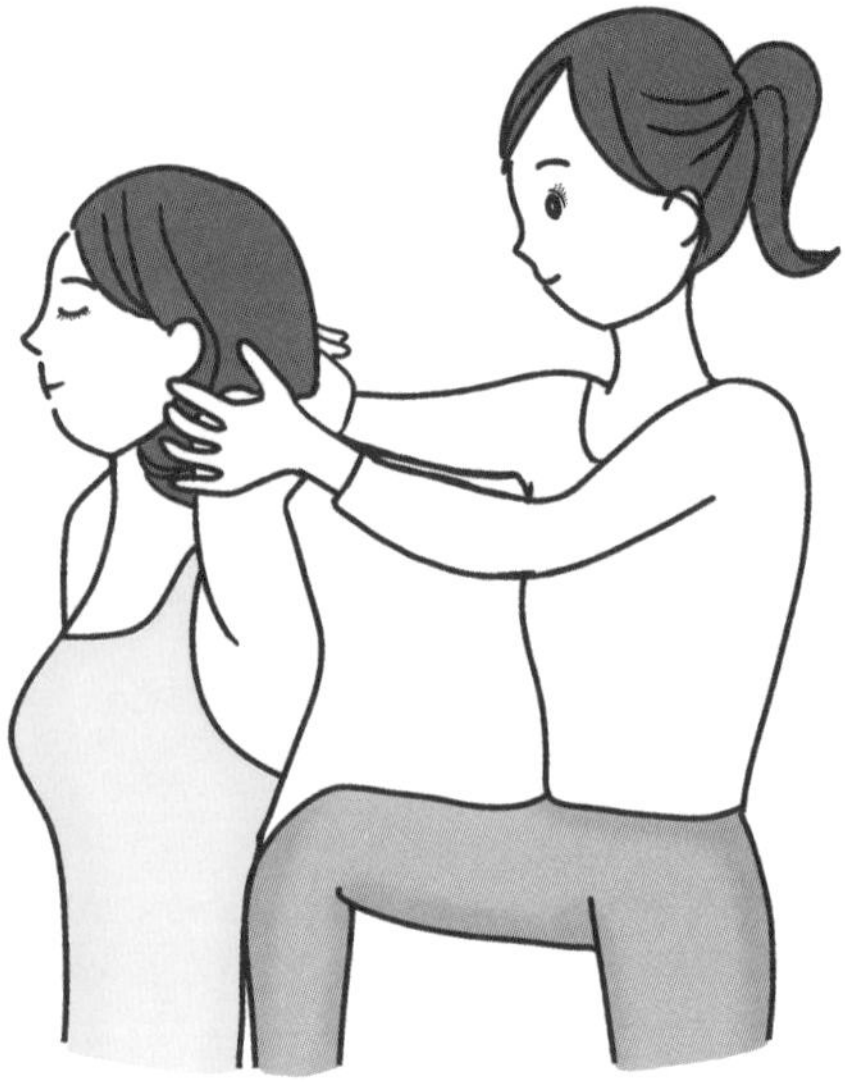

① ストレッチする人：座って両手を頭の後ろで組みます
サポートする人：ストレッチする人の後ろに立ち、ひざを立て、座っている人の背中に当てます

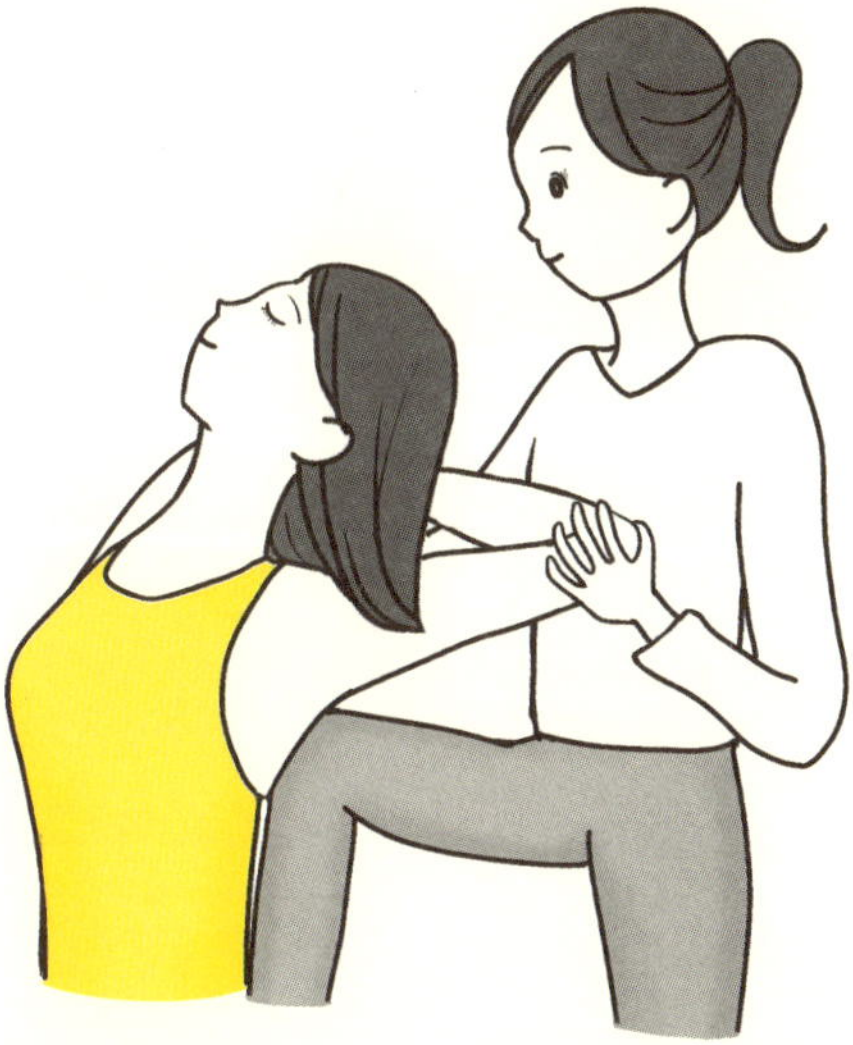

② ストレッチする人：ゆっくり息を吐きながら後ろに倒れ、胸を開いていきます

サポートする人：ひざをゆっくり前に押し、相手の腕を後ろに引きながら5秒ほど伸ばしてあげましょう

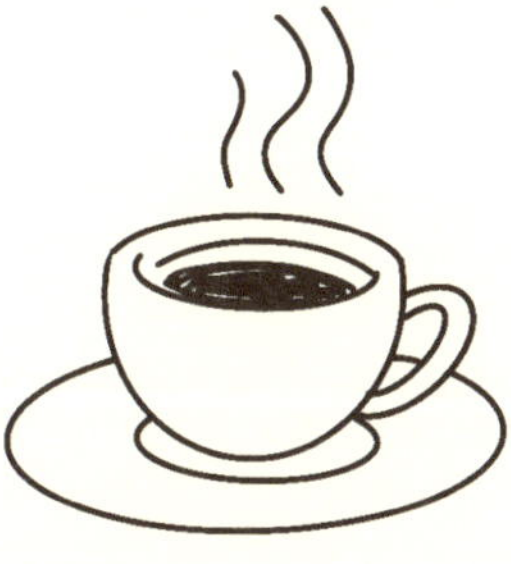

POINT 人に伸ばしてもらう場合は、1回で十分です
ストレッチをする人は、床よりも椅子や台に座るほうが行いやすくなりますよ

プロの手を借りながらカラダをさらに整えよう

カラダのトリガーポイントを押さえる

カラダには、トリガーポイントと呼ばれる場所があります。トリガーポイントとは、筋肉が硬くなりすぎたことで、痛みの引き金（トリガー）になっている場所のことを指します。トリガーポイントを押すと、強い痛みを感じたり、離れた場所まで響くような痛みが出たりするのが特徴です。

このトリガーポイントを押さえてストレッチすることで、より深いカラダの痛みを解消することができます。

「痛いけれど、やめないでほしい」
「押されているときは痛いのに、そのあとはスッキリする」
と言う人が多く、揉み返しがないことも、ストレッチの特徴です。

トリガーポイントなどを適切に押しながら、回したり伸ばしたりすることで、より大きな効果が出ます。

自分で肩を回しても、ストレッチや柔軟体操をしてもよくならないときは、きちんとカラダのしくみを理解し、解剖学などを把握しているプロフェッショナルに任せるのもひとつの手なのです。

施術の5つのポイントを確認しよう

わたしたちの施術では、基本的には、うつ伏せ（上半身・下半身）↓横向き↓仰向け（上半身・下半身）という流れで全体を整えていきます。

ここからは、施術の際のポイントをご紹介していきましょう。

1 背中

カラダの中心は、背骨です。ストレッチをするときは、まず背骨の両脇にある背中の筋膜をリリースしていくところから始めます。

背中からストレッチを始めるのは、一番面が広い背中をほぐすと全体がゆるみやすくなるからです。

背中の筋肉のつき方などを見ると、一目で運動しているか・いないか、立ち仕事かデスクワークかなどがわかります。職業によって硬くなる場所に偏りがあるので、背中の状態はすべてを語ってくれると言っても過言ではありません。

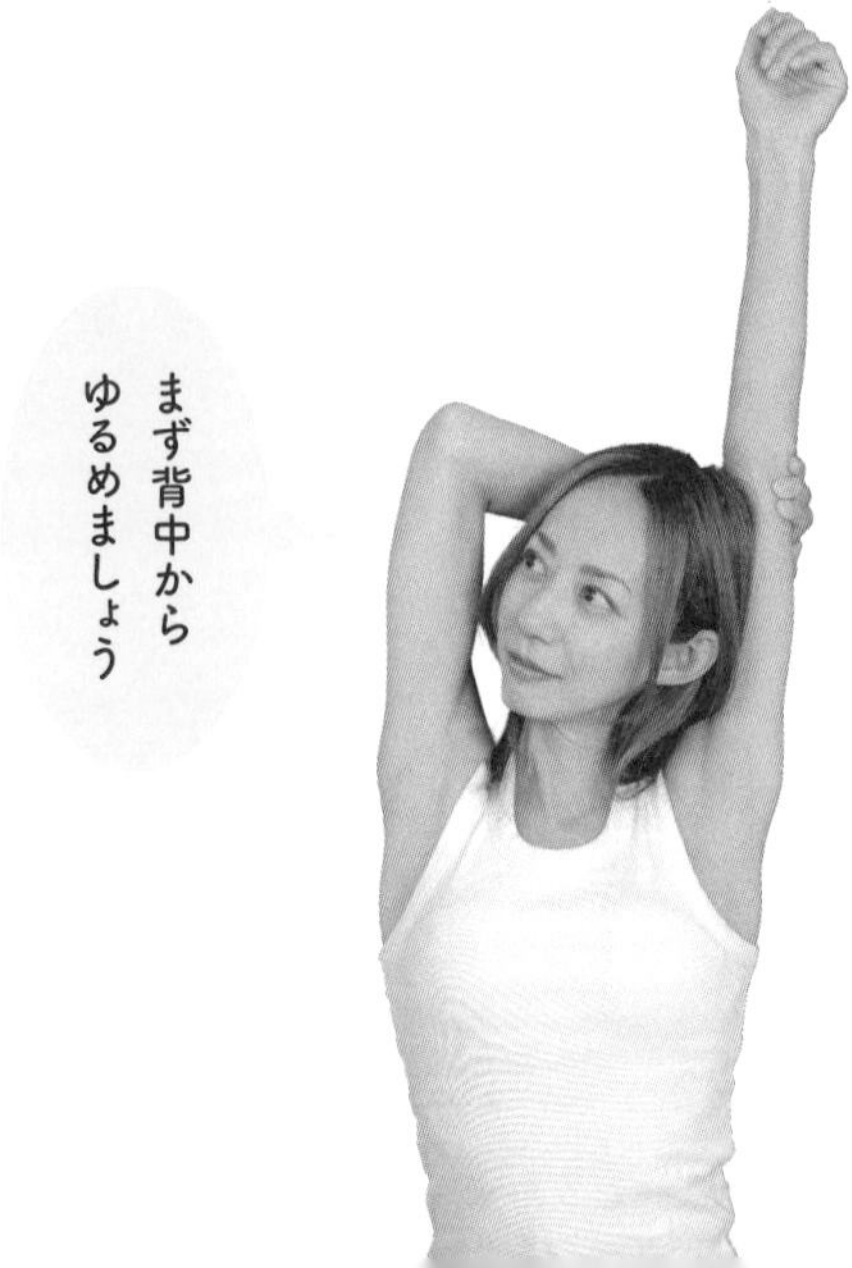

2　上半身

お悩みが多い肩まわりや肩甲骨は、背面に痛みが出やすい部分です。

ただ、背中がゆるんでもカラダの前面がゆるんでいなければバランスが悪くなり、カラダを痛めてしまう原因になるのです。

全体をバランスよくゆるめることで、痛みを解消することができますよ。

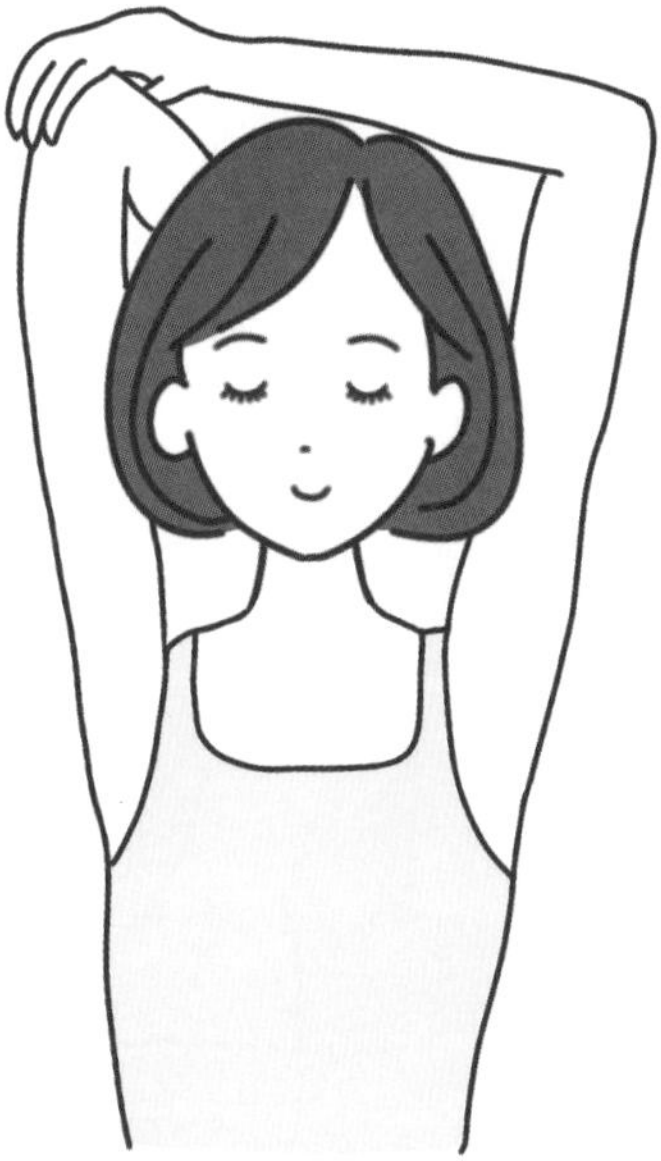

3 下半身

お悩みが多い腰まわりや腰痛は、痛む場所に原因があるとは限りません。おしり・ふくらはぎ・太ももの筋肉が、血行不良を起こしている場合も多いのです。

また、足首のアキレス腱のあたりに老廃物が溜まっていたり、リンパの流れがよくなかったりすると、第二の心臓と呼ばれるポンプの役割を持つふくらはぎの血液が滞り、むくみの原因になります。
「足首を施術したら腰が治った！」というケースも多いので、下半身は足首も含め、丁寧に施術を行います。

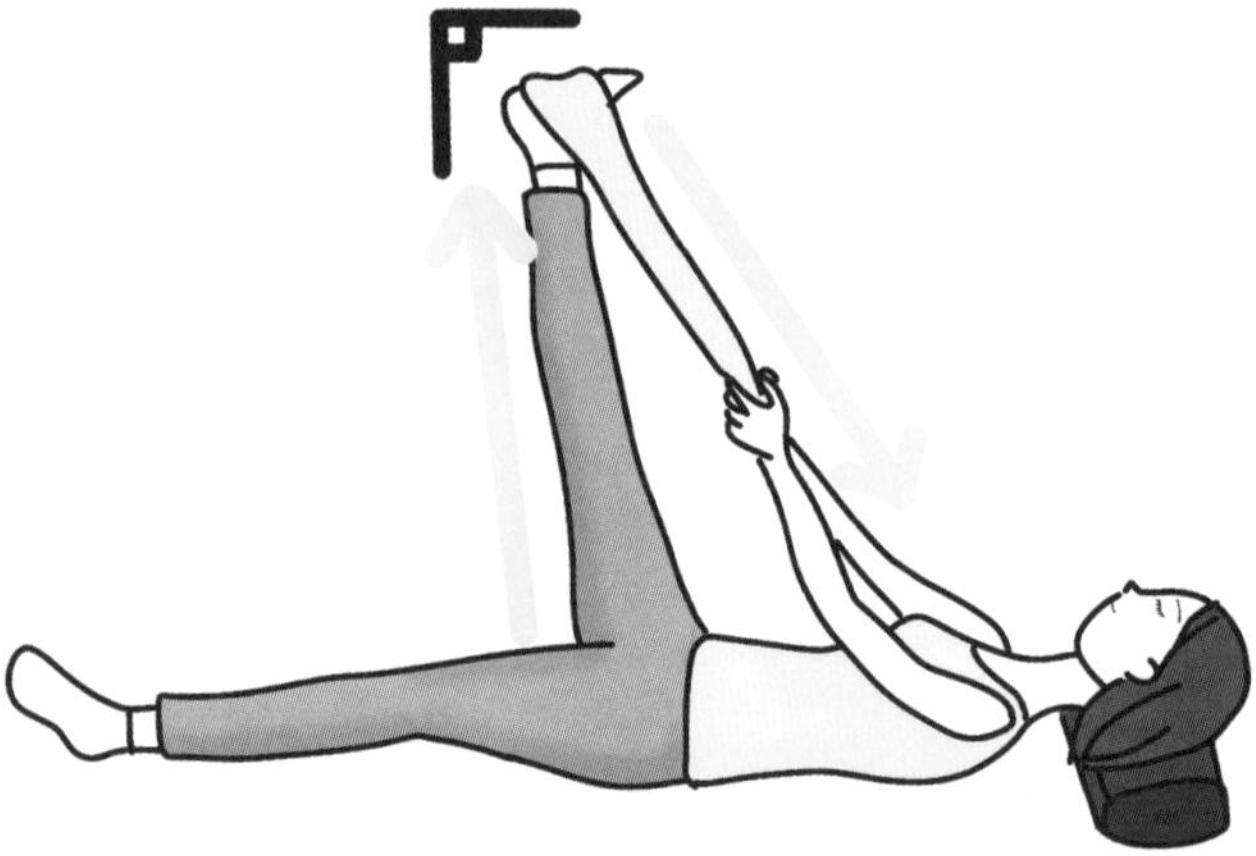

4　お腹

お腹の施術は、仰向けの姿勢で行います。

腰が痛い人は、腸腰筋というお腹の横にある筋肉をほぐしてあげると、痛みがやわらぎますよ。

腸マッサージは、人にやってもらうとしっかり押すことができます。不調があると痛い場合がありますが、施術後に痛みが残らず、しっかり改善するはずです。

女性は、月のリズムによってもカラダの状態が変わるので、腸マッサージはこまめに行うのがおすすめです。

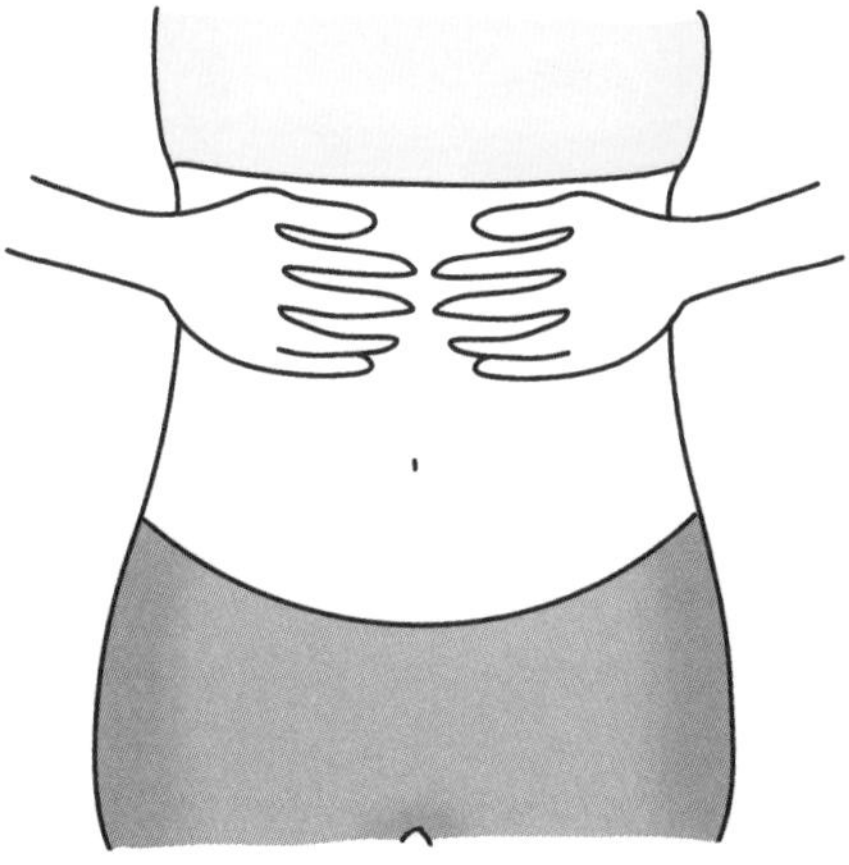

5 肩甲骨

現代では、肩甲骨につながる筋肉が硬くなっている人が大勢います。

施術では、横を向いた姿勢で胸まわりの筋肉を伸ばし、後ろにある肩甲骨の可動域を広げていきます。

普段自分では伸ばせない筋肉をほぐして伸ばしてあげると、施術後すぐに肩まわりが軽くなる体感があるでしょう。

日頃からセルフケアを行いながらストレッチの施術を受けることで、効果が上がり、カラダが整っている状態をキープできますよ。

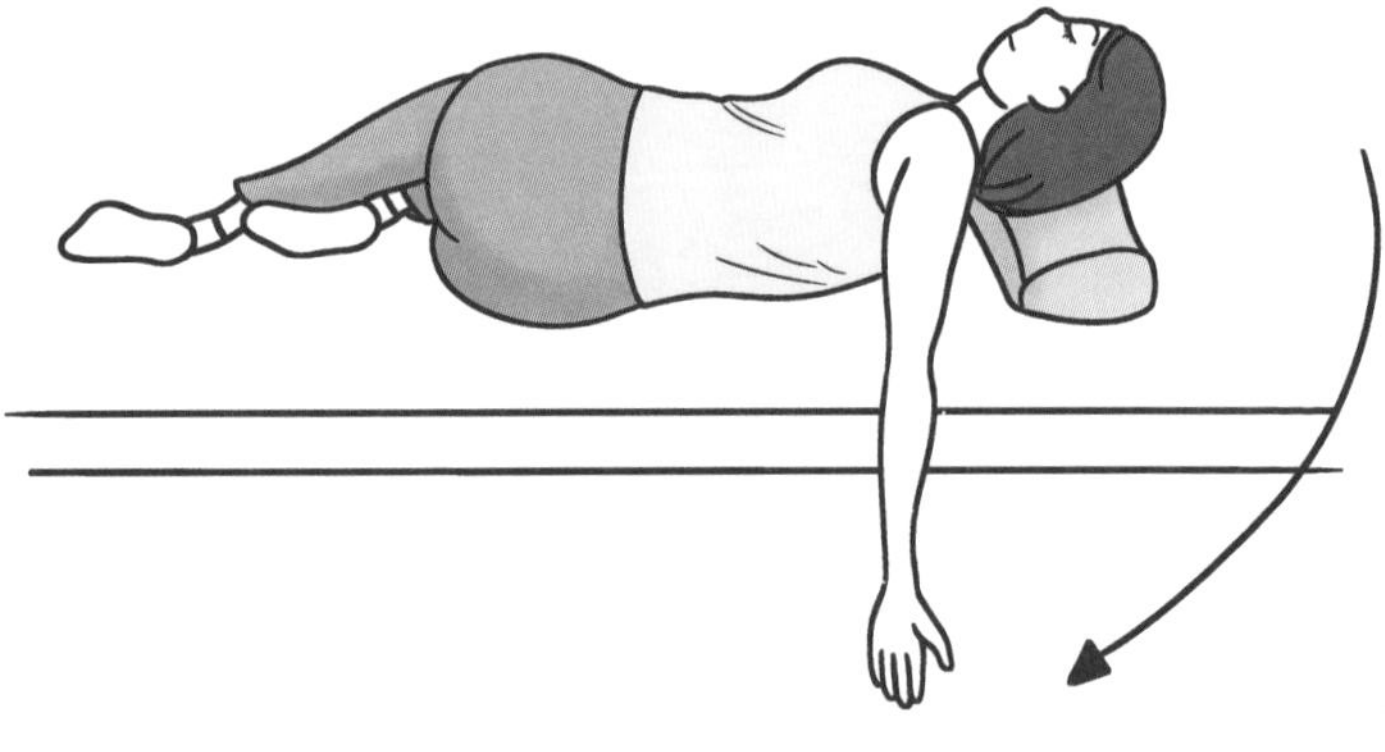

セルフケアとプロの施術を上手に
組み合わせてくださいね！

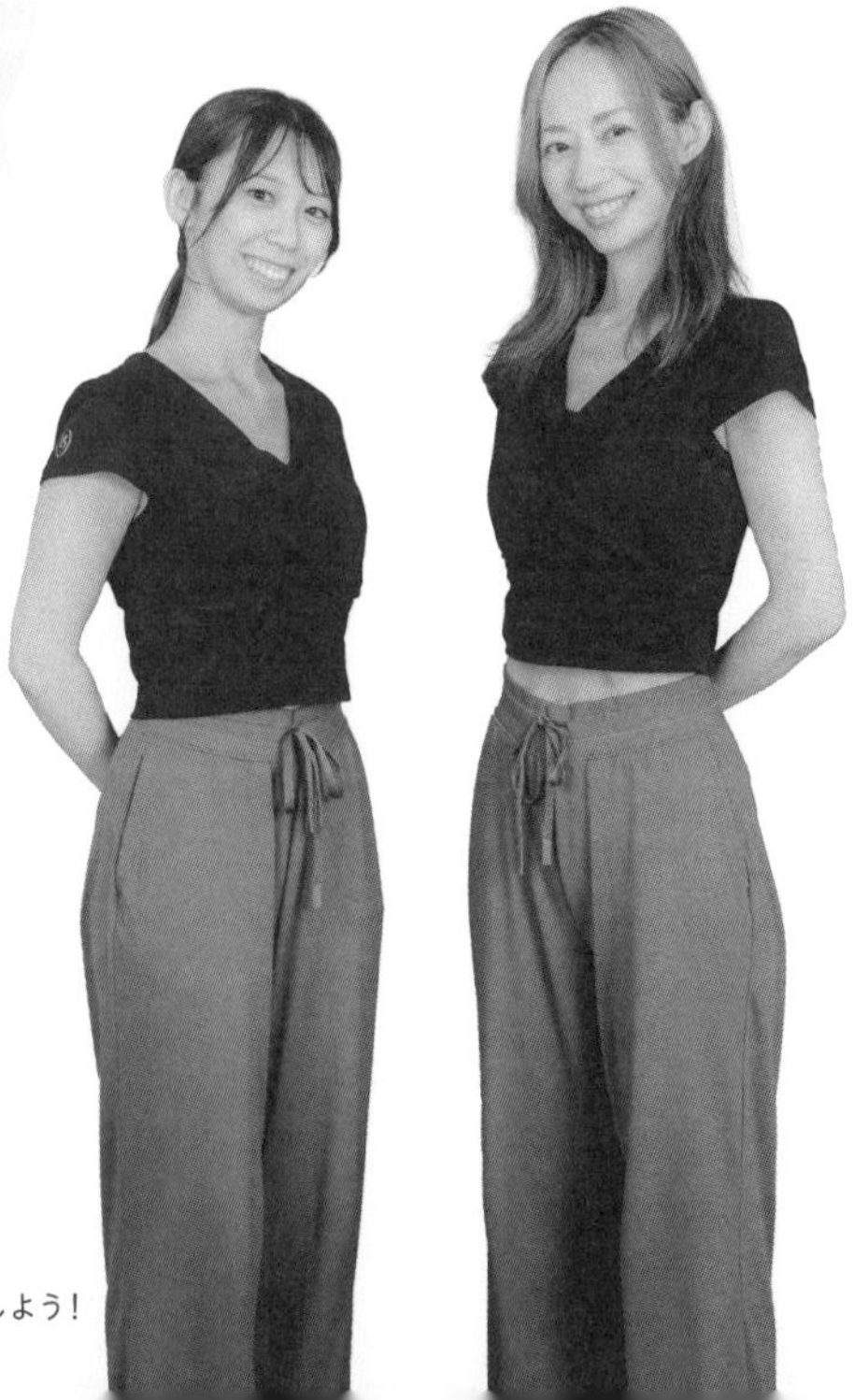

ストレッチで
心もカラダも
リラックスしましょう

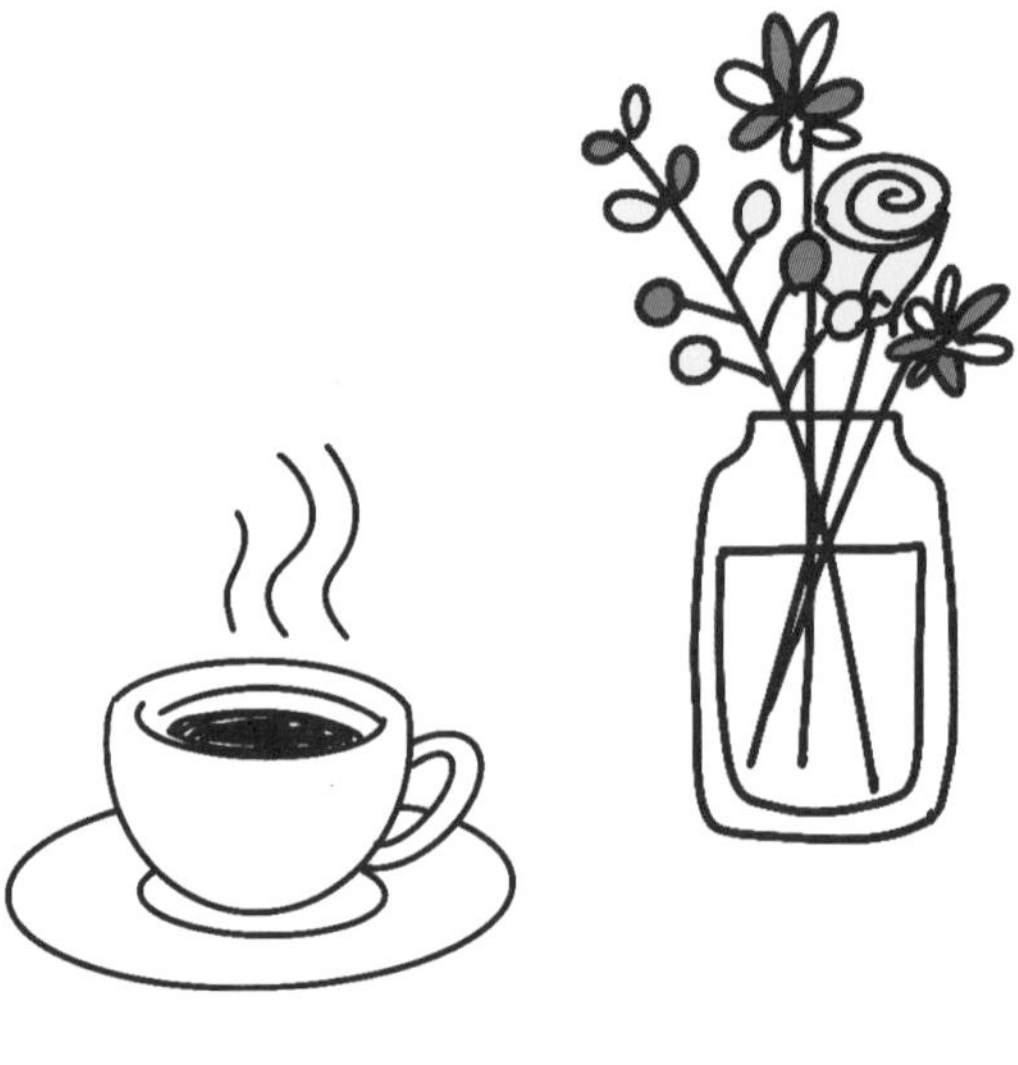

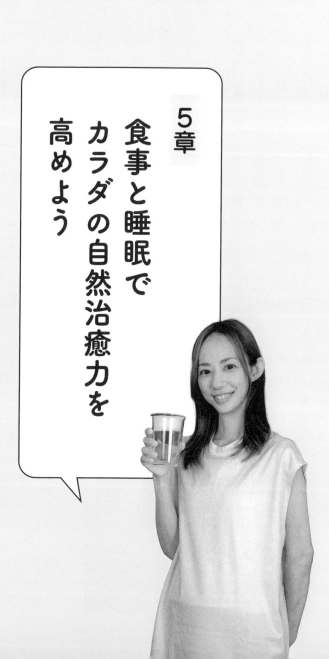

5章
食事と睡眠でカラダの自然治癒力を高めよう

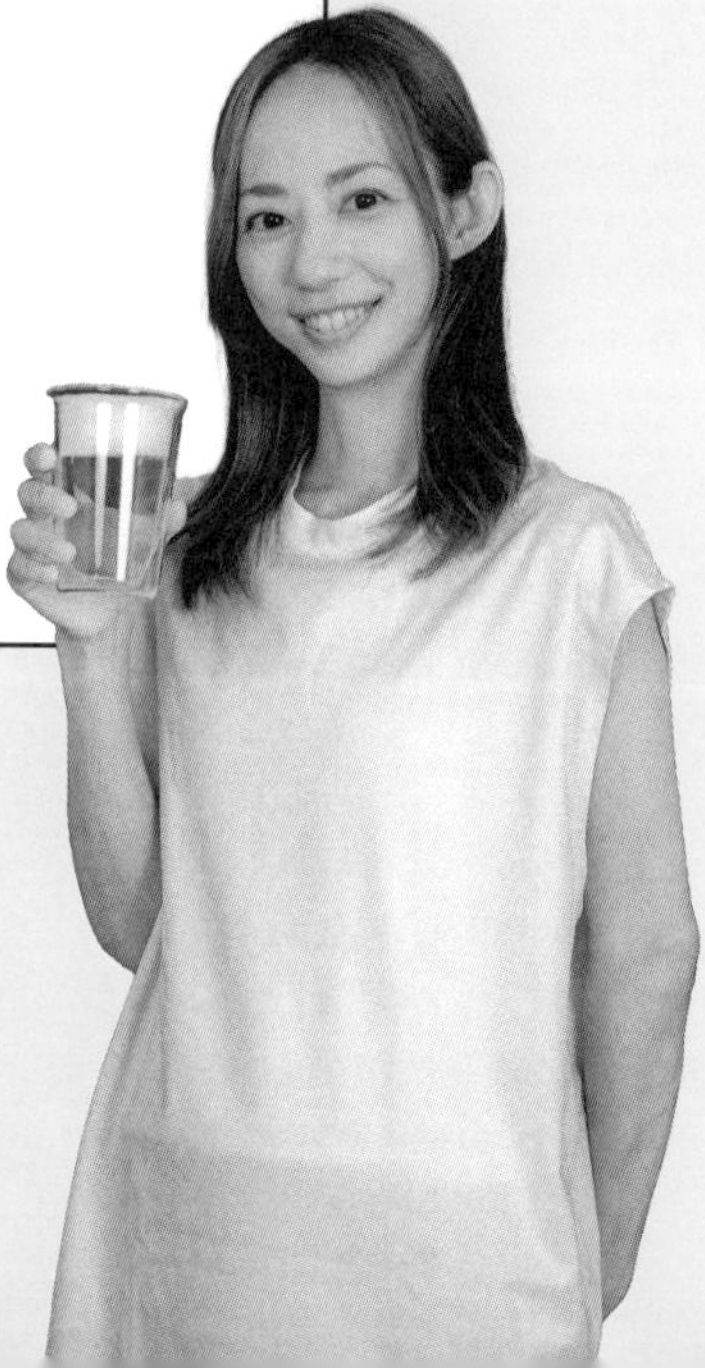

食事でカラダの不調を整える

腰痛の原因は便秘!?

腰が痛い人のなかには、便秘が原因の人も少なくありません。お腹には骨がないので、便秘になると腸の重さを支える腰に負担がかかって腰痛になってしまうことがあるのです。

便秘になりやすいか否かは、食生活からも判断することができます。

1　食生活が乱れている

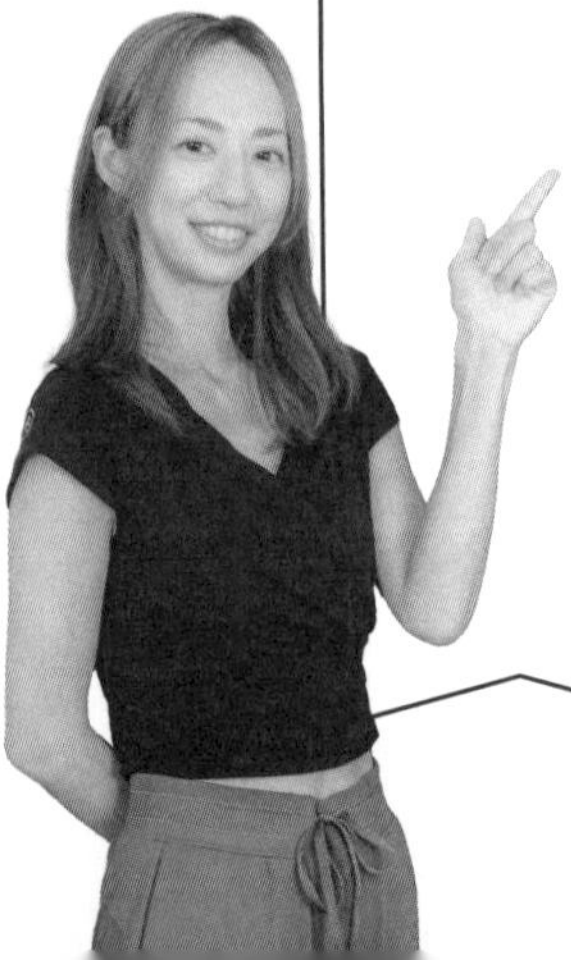

2　食事の時間がまばら
3　辛いものが好き
4　つい食べすぎてしまう
こんな傾向がある人は、食生活も見直してみてくださいね。

食事で気をつけたい2つのポイント
・できるだけ小麦より和食、バランスのよい食事を心がけること
・寝る3時間前には食事を終えること

パンや麺などに含まれている小麦は、お腹のなかの水分を持っていってしまうので、便秘になりやすいといわれています。

そのため、わたしたちセラピストは、できるだけご飯と味噌汁の日本食を食べ、リフレッシュタイムにも、差し入れていただいた味噌汁を飲むようにしています。

ぜひ、試してみてください。

カラダに優しい食事のとり方をしていますか？

理想の食事のとり方は「1日3回」規則正しく！

仕事柄、どうしても食事が不規則になったり、1日に1〜2食だったりする人もいるでしょう。ただ、カラダを整える視点から見ると、やはり食事は規則正しく1日3食が理想的です。

とはいえ、個人の体質や仕事によっても食事の仕方は異なります。

- 仕事の関係で、どうしても3食目が遅くなってしまう場合は、お昼をしっかり食べて、夜は軽めのスープだけにする
- 朝食を食べると眠くなってしまう人は、消化しやすいものを少量とるようにする

というように、自分に合った方法を探しましょう。

夕食は寝る3時間前までにとろう

カラダを整えるには、とくに夕食の時間は重要です。

カラダを十分に休ませるには、寝る3時間前までに食事を終えましょう。

基本的に睡眠中は、脳の整理や内臓が働いたあとに筋肉の回復が行われます。

胃が消化活動をしていたり睡眠時間が短かったりすると、筋肉の回復までできず、朝の目覚めがどんよりしてしまうのです。

ですから、夕食は寝る3時間前までに、消化のよいものを食べましょう。
（例）ご飯、味噌汁、おかゆ、発酵食品、野菜、肉より白身魚などを中心にした食事
夕食の時間を変えるだけで、朝の目覚めが変わりますよ。

お酒はカラダに負担をかけすぎずに楽しむ

1日の終わりに飲むお酒を、楽しみにしている人もいるかもしれませんね。

カラダのことを考えると、お酒もある程度控えたほうがいいのですが、無理に制限してストレスになるのであれば、「1週間に1〜2回」というように、飲む量を調整して楽しみましょう。


ただし、飲むときに揚げ物などの消化しづらいものを食べると、カラダの負担になってしまいます。

消化しやすいものを肴にし、飲んだ次の日はいつもよりカラダによいものを食べて、自分のカラダに配慮してあげましょう。

睡眠は量より質を上げよう

理想の睡眠時間は6時間!

あなたは、いつも何時に寝ていますか?

睡眠は、カラダの休息だけでなく、修復にも欠かせない時間です。

成長ホルモンの分泌される、午後10時から午前2時の間は、睡眠のゴールデンタイムと呼ばれています。この時間にしっかりと睡眠をとることで筋肉や細胞が修復されるのです。

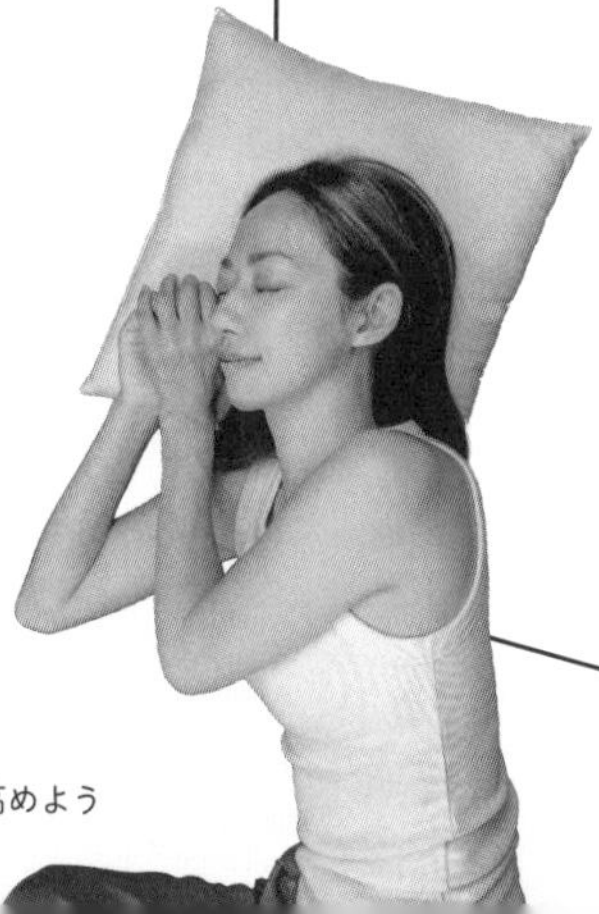

とはいえ、現代の日本では、夜10時に寝るのは難しい人も多いと思います。目安として、夜中の0時までに寝るのを目指してみましょう。
また、厚生労働省が策定した「健康づくりのための睡眠ガイド2023」のなかで、理想の睡眠時間は8時間から6時間に改定されました。

これは、時間の長さより「質」が重視されるようになってきていることが理由です。自分に合った寝やすい環境で、睡眠の質を上げて、心身を整えましょう。

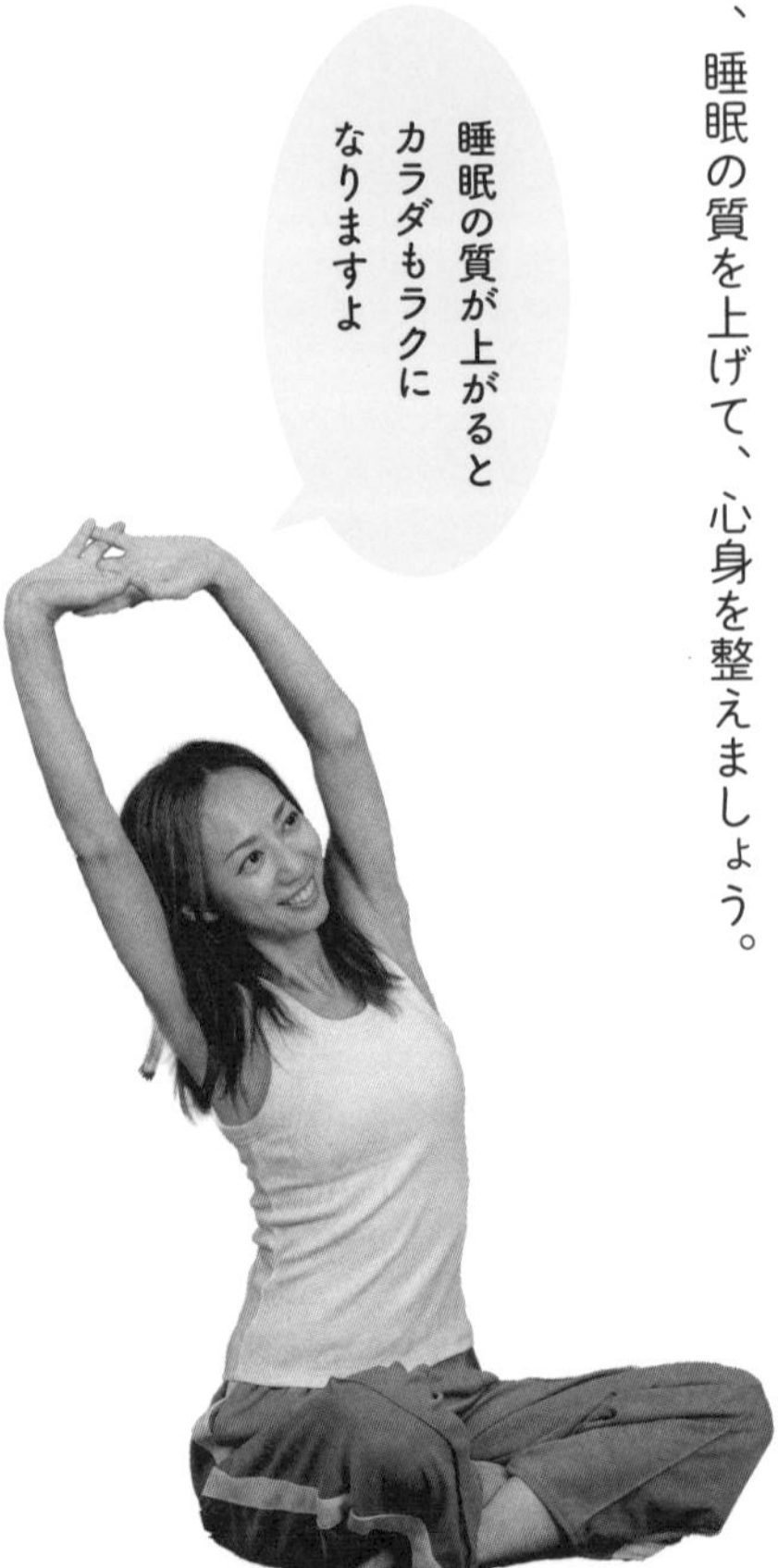
睡眠の質が上がると
カラダもラクに
なりますよ

寝るときの環境も整えよう

ベッドまわりは寝返りが打ちやすいようにする

寝るときの環境づくりのポイントは、「寝返りが打ちやすいようにすること」です。

マットレスや布団は、柔らかいとカラダが沈んで寝返りがしにくくなってしまうので、寝返りを打ちやすい、ほどよい硬さのものがおすすめです。

また、ベッドの上に本やスマートフォンなどを置いている人は、そばに置かないように片付けましょう。寝るときにまわりが物でごちゃごちゃしていると、身動きがとれなくなってしまいますよ。

ベッドは寝る場所ですから、上に物を置かず、寝やすい環境づくりを心がけてみてくださいね。

寝るときは姿勢がつらくならないように工夫しよう

寝ているときの姿勢も、大切なポイントです。

腰痛がひどい人は、仰向けで長い時間寝ると腰を痛めてしまうので、横向きで寝ることをおすすめしています。

横向きで寝るとき、枕が低すぎたり高すぎたりする場合、枕と寝具の間に空洞ができて首がつらくなります。横を向いたときに隙間が空かないよう、なるべくフィットする枕を使用しましょう。

むくみ解消には「足は高く上げるといい」といわれますが、寝るときに寝返りが打てなくなり、同じ姿勢で硬くなってしまう原因になります。できれば、寝る前に足を上げる時間をつくって、血流を足先から上に戻しましょう。

実際に寝るときは、自由に寝返りができるようにしておくことが大切なのです。

睡眠の質を上げる習慣を取り入れる

寝る前の習慣を見直そう

睡眠の質を上げるのにおすすめなのは、寝る前の習慣を変えることです。
わたしたちも行っている簡単な方法を2つご紹介しましょう。

1　寝る前にコップ1杯の水を飲む

人は、寝ているときに、思っている以上に汗をかいています。

カラダの水分が減ると、血液やリンパも巡りにくくなってしまうので、寝る前に常温の水を飲ん

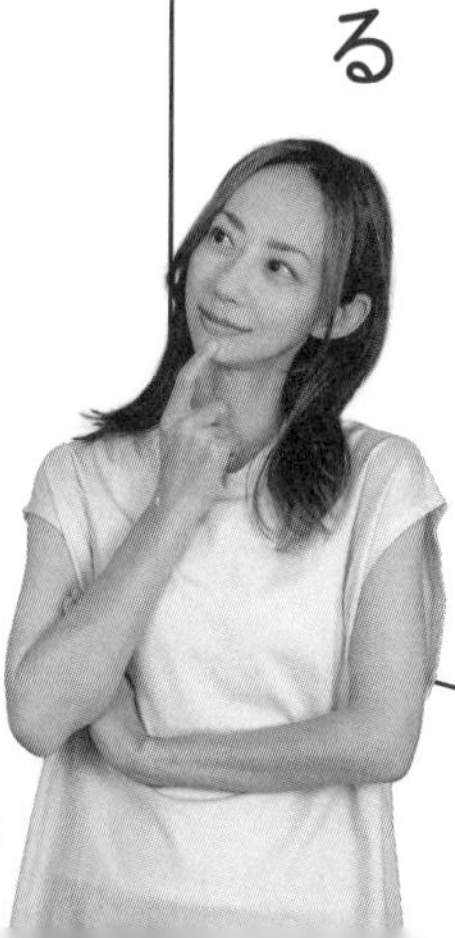

でおくのがおすすめです。

そのほかにも、部屋の湿度は40~60%ほどに保ちましょう。花粉症の症状も軽減するので、ぜひ部屋を加湿してください。

2　寝る2時間前からスマートフォンを見ない

スマートフォンのブルーライトは、目を刺激し交感神経を優位にしてしまいます。

できるだけ、寝る2時間前からスマートフォンの使用は控えましょう。

もし使う場合、iPhoneはナイトモード設定にすると、画面が少し暗くオレンジ色になり、目に優しくなりますよ。

また、ブルーライトカットの眼鏡もおすすめです。

ぜひ、寝る前に、リラックスできる習慣を取り入れてみましょう。

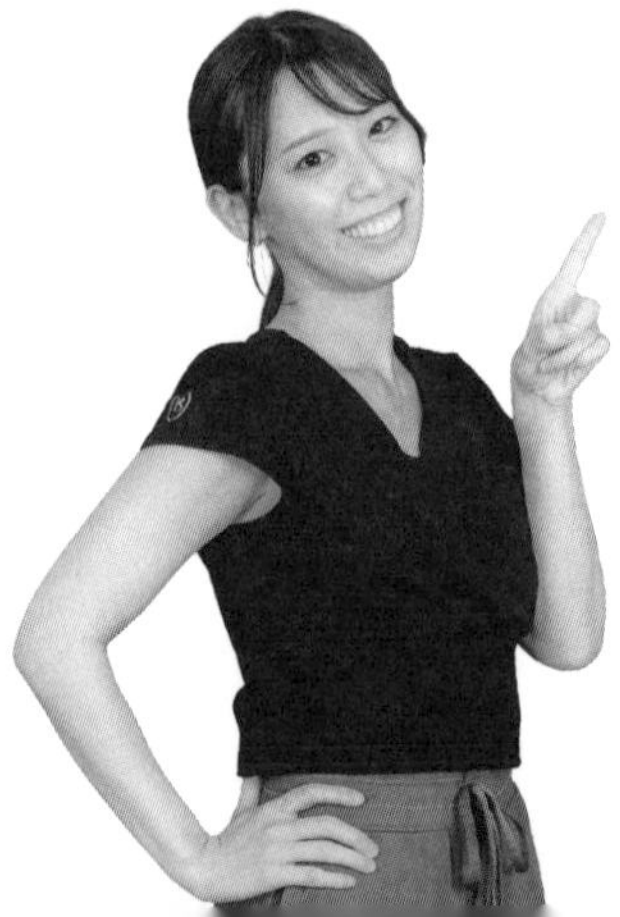

寝る前の時間を見直しましょう！

寝るときの服装でも睡眠の質が変わる

ナイトウェアは心地よいものを選ぼう

あなたは、ナイトウェアにこだわりを持っていますか？

じつは、素材によっても、眠りの質が変わります。

ツルツルして皮膚抵抗が少ないシルクは、心地いいと感じる人が多いのでおすすめの素材ではありますが、素材は高価なものでなくてもかまいません。

自分が「気持ちいい」と感じる、触り心地のよいものが一番です。

形はどんなものでもいいのですが、あまりカラダを締めつけないもの、カラダを冷やさないものを選びましょう。

身につけるものは目的に合わせて決めよう

人も動物ですから、カラダにとっては何も身につけない状態が一番自然体です。夜もできるだけカラダを締めつけないようにしたほうが、リラックスできて、眠りの質も上がりやすくなります。

いまはスタイル維持や防寒用に、補正下着・ナイトブラ・腹巻などさまざまなものがありますが、睡眠と健康面から考えると何もつけないほうがおすすめです。

あなたの、眠るときの目的はなんでしょうか？

「睡眠の質を上げてカラダを整えたい」

「スタイルを整えたい」

「むくみをとりたい」

というように、自分の目的に合わせて、何を身につけるかを選びましょう。

寝ているときは足も締めつけない

前の項目でもお話ししましたが、寝るときに靴下を履くのはおすすめしていません。

このお話をすると、よく聞かれるのは、

「むくみ解消に、寝るときに5本指ソックスを履くのもダメですか？」

という質問です。

わたしは5本指のソックスも、基本的には、お風呂上がりや仕事中の活動時に履くのをおすすめしています。

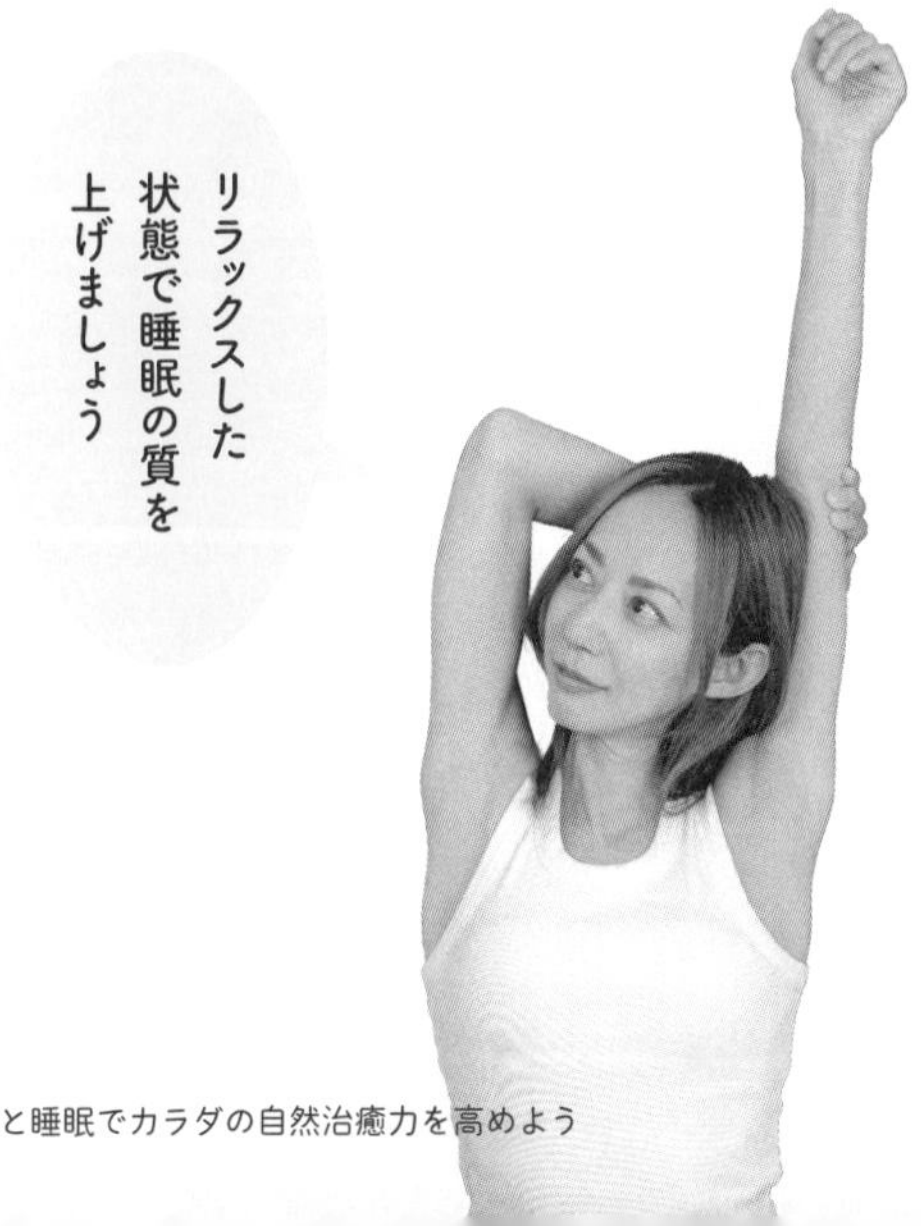
リラックスした
状態で睡眠の質を
上げましょう

カラダ全体を整えるには、眠るときはカラダを締めつけないようにしたほうがいいでしょう。

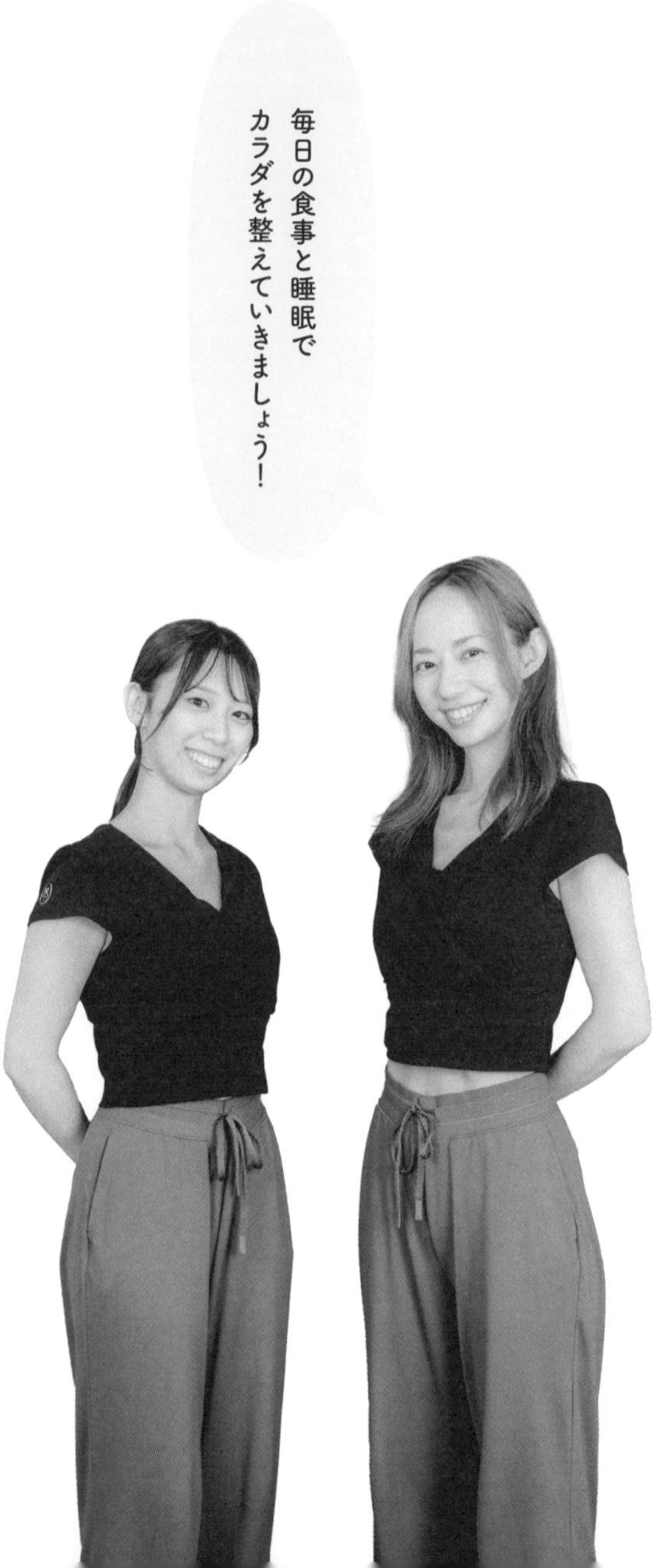
毎日の食事と睡眠で
カラダを整えていきましょう！

日々のストレッチで
未来のあなたが
元気に輝いていきますよ

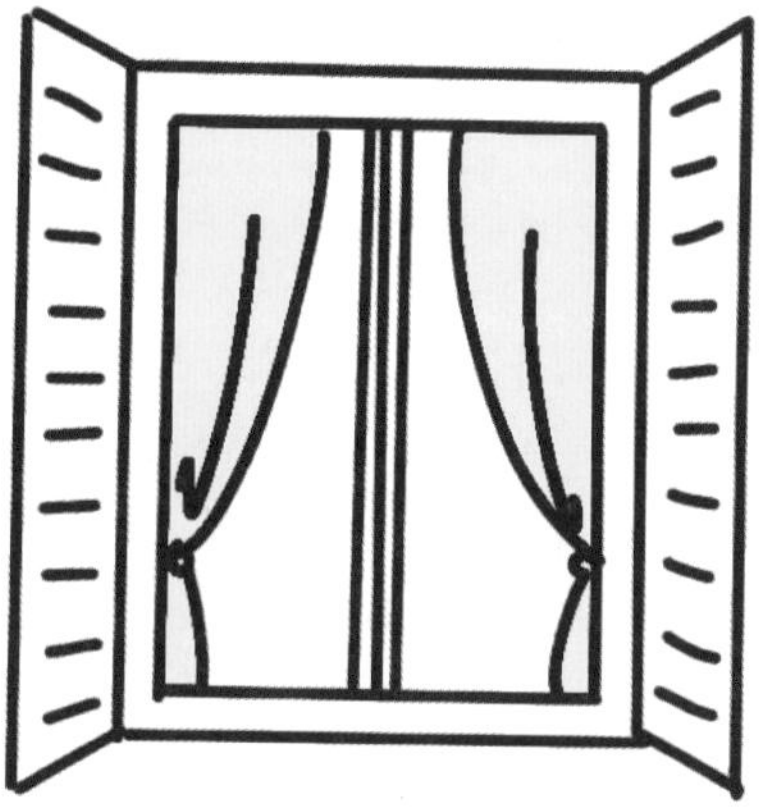

おわりに

最後までお読みいただき、ありがとうございます。

仕事もプライベートも、思い切り打ち込むためにはカラダが資本です。
カラダに痛みがなく疲労もない状態であれば、多くのことに挑戦し、「ここぞっ！」というときにがんばることができますよね。

ところが、ストレッチをせず、カラダのケアをおろそかにしていると、全力を尽くそうとしてもカラダが動かなくなったり、痛みで集中できず本来のパフォーマンスが発揮できなくなったりしてしまいます。

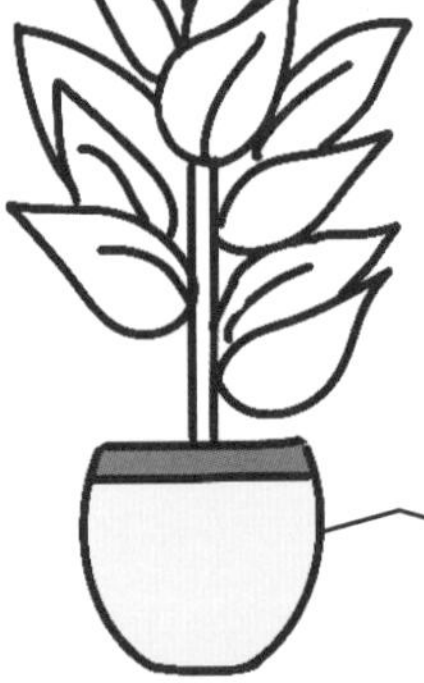

いい仕事をするためにも、不調に悩まされずにやりたいことに全力を尽くせるようになったら、いいと思いませんか?

経営者やアスリートなど頭やカラダを酷使している人ほど、「やる気はあるのに、気持ちにカラダがついてこない…」という事態に陥ってしまいがちです。

セルフケアとお店の施術をうまく使いながら、カラダの不調を気にせずやりたいことができるように、自分を整えていきましょう。

多くの人は、不調が出たあとからボディケアを行い、マイナスからゼロに戻そうとしていますが、わたしたちは不調をゼロに戻すだけでなく、さらに快適な心身を継続するためのストレッチ「リーディングメンテナンス」に力を入れています。

自分のカラダの調子が自分で整えられるようになると、その先の人生の時間の使い方も、大きく変わりますよ。

あなたの明日が、より素晴らしいものであるために。
今日より明日、明日より明後日が最高の自分であるために。
わたしたちは、ストレッチを通して、そんな未来づくりをサポートいたします。

謝辞
ここまで支えてきてくださったお客様、ストレッチセラピストのみなさん、そして、家族にもたくさんの感謝を込めて。
ありがとうございます。

2024年12月　舞田夏鈴
菅野菜々美

Panacea Stretch

Panacea Stretchは、ただストレッチ施術をするサロンではありません。

不調の原因はカラダだけでなく心にもあると考えており、カラダを癒すストレッチ技術はもちろんのこと、リラックスできる上質な空間と心を癒す接遇を大切にしているサロンです。

施術内容はリラクゼーション要素を多く取り入れたオリジナルのリラクゼーションストレッチで、ゆっくり時間をかけながら筋膜をリリースし、カラダをほぐしたあとに適切な力でストレッチをかけていきます。

カラダの状態に合わせてオーダーメイドで行うため、カラダが痛まない強さで適切にアプローチし、施術後はカラダの軽さを体感していただけます。

セラピストと一つひとつ丁寧に不調を解決し、日々のセルフケアを継続することで今日より明日、明日より明後日が最高の自分になる。そんな未来をサポートさせていただきます。

現在は都内の渋谷神泉・三宿で営業中(2024年11月現在)。

●パナケアストレッチ
https://panacea-stretch.com

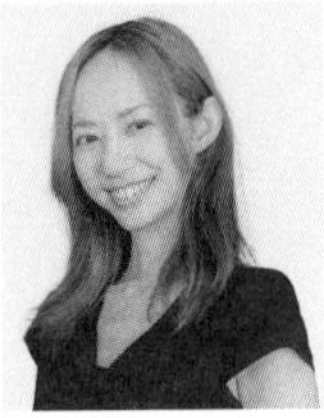

<著者プロフィール>

舞田夏鈴（まいた・かりん）

Panacea Stretch代表

1985年、東京生まれ。大学卒業後、大手リース会社へ入社。25歳の頃、過度なストレスで適応障害になり退社。その不調経験からカラダと心の健康の大切さを考え始める。

26歳のときにWeb広告代理店に入社。約8年Webマーケティングに従事、フリーランスを経て33歳のときにパートナーと共にWeb広告代理店を創業。

総合的にWebマーケティング・プロモーションで企業を支援。

忙しく働くなかで、改めてカラダと心の健康の大切さを感じ、2022年にリラクゼーションストレッチサロン『Panacea Stretch』事業をスタート。

2023年に『人の資本である身体の未来をサポートするボディケア会社』TAINAS合同会社を設立し、本格的にボディケア事業へ注力。

働くビジネスパーソンの心身を癒やすべく、Panacea Stretch代表として活動している。

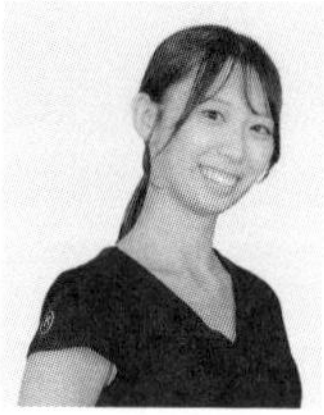

<著者プロフィール>

菅野菜々美（かんの・ななみ）

柔道整復師

1998年、東京生まれ。高校生のときに母親の肩こりやヘルニアを治してあげたいと思ったことがきっかけで整骨院の先生を目指す。

高校卒業後、東京柔道整復専門学校に入学し、スポーツトレーナー学科で柔整学とスポーツに関わる勉強に取り組む。在学中に整骨院にてアルバイトをしながら手技を学ぶ。

卒業後、整骨院へ入社し約3年間でのべ7000人のお客様を治療し、管理柔道整復師も取得。

自身のレベルアップのため、スポーツトレーナー活動（女子サッカーチーム帯同）を始める。

健康保険内での治療に限界と違和感を感じ、もっと長い時間お客様の心身に寄り添える環境を求め、25歳のときにTAINAS合同会社（Panacea Stretch）へ入社。現在はセラピストと技術講師を兼務し活躍している。

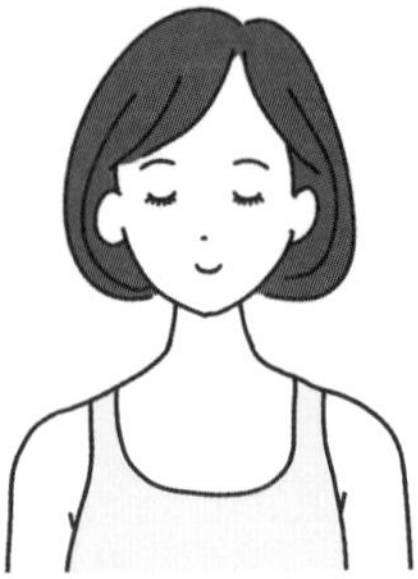

仕事《しごと》をがんばるカラダに ゆる～むストレッチ 〈検印省略〉

2024年12月23日 第1刷発行

著　者――舞田《まいた》 夏鈴《かりん》・菅野《かんの》 菜々美《ななみ》

発行者――小石 彩夫

発行所――さきの出版
〒163-0635 東京都新宿区西新宿1-25-1 新宿センタービル35階
電　話　03 (3343) 6055
URL　https://sakino-pub.jp/
E-mail　info@sakino-pub.jp

発　売――サンクチュアリ出版
〒113-0023 東京都文京区向丘2-14-9
電　話　03 (5834) 2507 ／ FAX　03 (5834) 2508
URL　https://www.sanctuarybooks.jp/
E-mail　info@sanctuarybooks.jp

印刷・製本―株式会社シナノパブリッシングプレス

ISBN 978-4-8014-8554-9　C2077